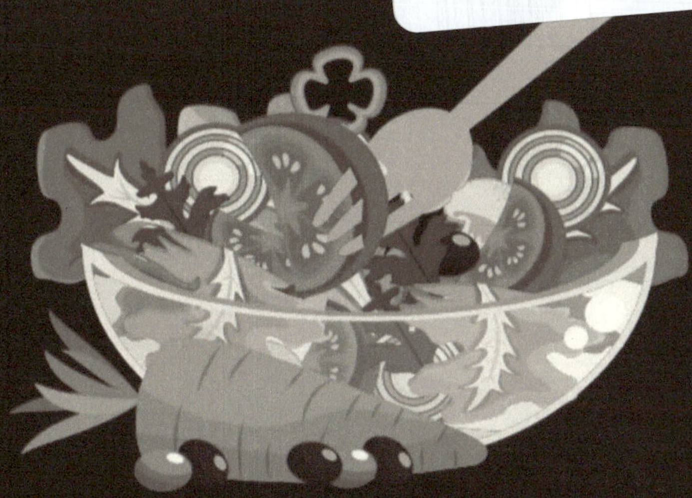

RÉGIME CÉTOGÈNE VÉGÉTARIEN

MENUS ET ALIMENTS

30 RECETTES

PAR JOSEPH RABIE

Table des matières

Introduction :

Près d'un siècle après avoir été présenté comme une thérapie de dernier recours pour les enfants épileptiques, le régime cétogène apparaît comme un moyen rapide de perdre du poids. Il est difficile de savoir combien de personnes le suivent, mais les recherches Google sur le mot "cétogène" ont été multipliées par huit au cours des cinq dernières années, selon le site Web MD.

Le régime cétogène, ou céto, est de plus en plus populaire, et pour cause, il a aidé de nombreuses personnes à perdre du poids, à être en meilleure santé et à avoir plus d'énergie. Des stars hollywoodiennes comme Halle Berry et Vanessa Hudgens ont contribué à démocratiser le régime cétogène. Et la plateforme de vidéo à la demande Netflix a sorti un film, La pilule magique, pour documenter les personnes qui utilisent ce régime pour traiter des maladies comme l'asthme, l'autisme, le diabète et le cancer. Bien qu'il soit souvent associé à des aliments d'origine animale, ce mode d'alimentation peut être adapté aux plans de repas à base de plantes, y compris les régimes végétaliens.

Les régimes végétaliens excluent tous les produits animaux, ce qui rend plus difficile une alimentation pauvre en glucides. Cependant, avec une planification minutieuse, les végétaliens peuvent profiter des avantages potentiels d'un régime cétogène.

Un régime cétogène végétarien n'a pas à être stressant. Dans ce guide détaillé, je vous montrerai des idées et des conseils sur la façon de suivre un régime cétonique pour les végétariens et ce qu'il faut rechercher dans un régime cétogène sans viande.

Mais avant de vous attaquer au régime végétarien, vous devez tout savoir sur le régime cétogène normal, je vais donc vous expliquer en détail ce qu'est le régime céto, ce que vous devez et ne devez pas manger. Je répondrai à de nombreuses questions fréquemment posées dans ce manuel, sur les différences entre Atkins et Paleo, sur la nécessité de recourir à des cétones exogènes et sur la mesure de votre taux de cétone.

Le régime cétonique peut être un outil fantastique, mais tout comme le marteau, il est important de comprendre ce qu'il est, quand l'utiliser, comment l'utiliser correctement et que faire quand il ne fonctionne pas.

Partie 1 : Comprendre c'est quoi Le Régime Cétogène

Le Régime Cétogène

Qu'est-ce qu'un régime cétogène ou kéto?

En résumé, le régime céto est un mode d'alimentation qui amène votre corps à brûler les graisses (sous forme de cétones) plutôt que le sucre (sous forme de glucose / glycogène). Je vous expliquerai un peu plus loin, mais vous déclenchez la combustion des graisses en mangeant beaucoup de graisses et très peu de glucides.

Il existe une grande confusion quant à la quantité de graisses, de protéines et de glucides que vous devez consommer, car il existe aujourd'hui plusieurs types de régimes céto. La plupart des recherches se sont concentrées sur le régime céto (standard) riche en graisses. Mais si vous recherchez des avantages en termes de perte de poids, une variante riche en protéines du régime céto pourrait vous convenir davantage.

Une brève histoire du régime cétogène

Le régime cétogène (ou céto, comme nous l'appelons maintenant) a été développé à l'origine par le Dr Russell Wilder de la Mayo Clinic pour aider à traiter les enfants souffrant de crises d'épilepsie. Dans les années 1920 et 1930, il est devenu très populaire en tant que moyen efficace de traiter l'épilepsie, mais lorsque les médicaments antiépileptiques sont devenus plus courants dans les années 1940, le régime céto a été suspendu (malgré son efficacité).

Ces dernières années, la popularité du régime pauvre en glucides (ou régime Atkins) a suscité un regain d'intérêt pour le régime céto, cette fois en tant que méthode très efficace pour perdre du poids - et de la graisse en particulier. De nombreuses personnes ont constaté que le régime céto les aide à rester en forme et en bonne santé.

Parmi les défenseurs de ce régime figurent des athlètes de haut niveau comme Ben Greenfield, ainsi que des personnes qui ont longtemps lutté contre les problèmes de poids, comme Jimmy Moore . Cela semble être un bon régime, non ? Cependant, lorsque vous parlez du régime céto à des professionnels de la santé, il peut y avoir confusion et désinformation.

La principale confusion provient de deux mots très similaires : cétose et acidocétose. Ils semblent similaires mais sont en fait très différents. Je vais vous expliquer en détail quelle est la différence entre ces deux concepts. Quelle est la différence entre la cétose et l'acidocétose?

LA CÉTOSE:

Lorsque vous suivez un plan de régime cétonique, votre organisme entre en état de cétose, c'est-à-dire l'état métabolique qui se produit lorsque votre organisme utilise des cétones comme principale source d'énergie au lieu du glucose.Pendant la cétose, votre corps décompose les graisses pour les utiliser comme source d'énergie au lieu d'utiliser les glucides comme source d'énergie (comme cela se produit normalement lorsque vous mangez des aliments contenant des glucides).

Si vous cherchez à brûler des graisses, la cétose peut être une très bonne chose. Elle oblige votre corps à brûler les graisses comme carburant, en particulier celles qui se trouvent dans vos "zones à problèmes" et qui ont été stockées dans votre corps pendant longtemps.

CÉTOACIDOSE:

L'acidocétose, en revanche, est une affection très grave qui survient généralement chez les diabétiques de type 1 (et très rarement chez les diabétiques de type 2 à un stade avancé). Dans l'acidocétose, l'organisme ne reçoit pas assez d'insuline, ce qui lui fait croire qu'il manque de glucose. En réalité, il y a beaucoup de glucose dans le sang qui ne peut tout simplement pas pénétrer dans les cellules. Pour cette raison, l'organisme commence à produire des corps cétoniques, ce qui entraîne des taux de corps cétoniques très élevés dans le sang en même temps que des taux de glycémie très élevés. Cette situation est extrêmement dangereuse et les patients atteints d'acidocétose peuvent tomber dans un coma dangereux.

Le Dr Peter Attia, MD, décrit la différence entre la cétose et l'acidocétose (il admet également avoir été confondu par cette dernière et avoir conseillé à un patient de ne pas faire d'acidocétose dans le cadre du régime Aktins, c'est donc une idée fausse assez courante !) Il résume : "Permettez-moi de répéter qu'il est physiologiquement impossible d'induire une acidocétose chez quiconque ne souffre pas d'un diabète de type 1 ou de type 2 très avancé avec un "épuisement" pancréatique.

Puis-je perdre du poids sur un régime Keto? Et y a-t-il d'autres avantages?

C'est probablement la question que vous vous posez : peut-on perdre du poids avec un régime céto ?

Il existe de nombreuses raisons pour lesquelles un régime céto pourrait vous aider à perdre du poids (et beaucoup de ces raisons sont similaires à celles pour lesquelles les régimes pauvres en glucides et paléo fonctionnent)) :

1. CÉTOSE PERMET À VOTRE CORPS DE BRÛLER DE LA GRAISSE

Lorsque votre corps est en cétose (ce qui se produit lorsque vous suivez un régime céto), il est prêt à brûler des graisses pour obtenir de l'énergie (plutôt que du glucose). Certaines de ces graisses proviendront des graisses que vous mangez (et vous devrez en manger pour tomber en cétose), mais elles proviendront probablement aussi des réserves de graisse de votre corps. Et brûler les réserves de graisse de votre corps est exactement ce dont ont besoin tous ceux qui cherchent à perdre du poids.

En particulier, si vous avez ce qu'on appelle une "faible flexibilité métabolique", votre corps n'est peut-être pas très efficace pour alterner entre la combustion des glucides et la combustion des graisses pour obtenir de l'énergie. Si tel est le cas, le résultat le plus courant est que vous ne brûlez pas beaucoup de graisses, que vous avez envie de sucre et de glucides et que vous avez du mal à perdre du poids. Le régime céto n'est pas la seule réponse, ni même une réponse parfaite, à ce problème, mais c'est une bonne réponse. En suivant un plan de régime céto, vous forcez votre corps à brûler les graisses et vous ne changez pas de rang, de sorte que votre corps reste constamment en mode de combustion des graisses.

Notez qu'un régime pauvre en glucides ou paléo peut aussi être un régime céto ! Si vous suivez un régime avec une quantité de glucides suffisamment faible pour déclencher la cétose, ce régime est techniquement un régime cétonique, même si votre régime est dit paléo ou pauvre en glucides. C'est l'une des raisons pour lesquelles il peut être difficile de répondre à la question "Qu'est-ce qu'un régime céto ?", car le régime céto peut être appliqué de nombreuses façons différentes.

2. MOINS DE FAIM

Je me souviens encore de l'époque où je comptais les calories. J'avais constamment faim ! Mes salades ne me rassasiaient pas et les toasts me donnaient encore plus faim ! Je m'endormais affamée et contrariée parce que je ne parvenais jamais à manger moins de 1 600 calories. Ce que je ne savais pas à l'époque, c'est que mon régime me donnait en fait plus faim. Lorsque nous mélangeons des glucides et des lipides dans un même repas, nous avons vraiment envie de manger plus. C'est pourquoi vous pouvez manger du gâteau ou des biscuits jusqu'à en être malade (parce qu'ils sont pleins de sucre et de graisse de beurre), mais vous ne ferez généralement pas de même avec un steak (qui est principalement composé de protéines et de graisse).

Vous vous souvenez que j'ai parlé plus haut de "faible flexibilité métabolique" ? Eh bien, si vous avez une faible flexibilité métabolique, alors manger des glucides vous donnera presque toujours faim une heure ou deux après le repas.

Ainsi, alors que vous mangez davantage de graisses riches en calories dans le cadre d'un régime céto, la plupart des gens constatent qu'ils finissent par manger moins (en termes de calories), sans faire le moindre effort. Et ils ont moins faim, ce qui signifie généralement qu'ils sont plus heureux et moins déprimés.

En règle générale, si vous avez moins faim lorsque vous suivez un régime, vous avez plus de chances de vous y tenir, ce qui augmente vos chances de perdre du poids à long terme.

3. UN RÉGIME CÉTOGÉNIQUE PEUT RÉSOUDRE D'AUTRES PROBLÈMES DE SANTÉ

Un aspect de la perte de poids dont beaucoup de gens ne parlent pas est que votre état de santé actuel peut rendre la perte de poids très difficile.

C'est peut-être la raison pour laquelle votre ami(e) ou votre conjoint(e) peut suivre un régime pendant un mois et perdre 10 kilos alors que vous en prenez 10 avec le même régime. Ce n'est pas que vous fassiez quelque chose de mal, et il n'y a peut-être même rien de mal à cette façon de manger (pour perdre du poids), mais il peut y avoir un problème de santé sous-jacent qui fait que votre corps s'accroche à ce poids supplémentaire.

Un plan de régime céto peut aider certaines pathologies (comme le diabète de type 2, la dysbiose intestinale, les troubles du sommeil, la fatigue, etc.) et faciliter la perte de poids. Des recherches ont également été menées sur l'utilisation d'un régime céto pour guérir/prévenir le cancer (voir les recherches du Dr Seyfried pour en savoir plus) et les troubles cérébraux tels que la maladie d'Alzheimer (voir les recherches du Dr D'Agostino pour en savoir plus).

Le régime céto est-il sûr ? Mon corps n'a-t-il pas besoin de glucides ?

On pense souvent, à tort, que notre organisme a besoin de glucides. Mais le fait est que notre corps peut très bien vivre sans glucides, à condition de manger beaucoup de bonnes graisses et de protéines.

Comme l'écrit Mark Sisson, la "consommation de glucides alimentaires essentiels" dans l'alimentation humaine n'est en fait pas nécessaire.

Cependant, notre cerveau a besoin de glucose (une forme de glucide). En moyenne, votre cerveau absorbe 20 % de la dépense énergétique de votre corps, ce qui équivaut à environ 100 à 120 grammes de glucose. Il semble donc que nous devions manger des glucides pour fournir à notre cerveau suffisamment d'énergie chaque jour.

Si c'était le cas, l'homme ne pourrait vivre que quelques jours sans manger (car il ne peut pas stocker suffisamment de glucose dans son corps pour tenir plus longtemps). Comme le savent tous ceux qui ont déjà pratiqué un jeûne d'une semaine ou d'un mois, les êtres humains peuvent vivre bien plus longtemps que quelques jours sans nourriture. Alors, d'où vient ce glucose qui alimente notre cerveau lorsque nous jeûnons pendant une semaine ?

La réponse est la suivante : "Notre corps peut fabriquer tous les glucides dont il a besoin à partir des protéines et des graisses. Ainsi, si une personne affamée peut vivre pendant 40 à 60 jours, c'est précisément parce que nous pouvons transformer les graisses en cétones et convertir ces dernières en substrat du cycle de Krebs dans les mitochondries de nos neurones. En fait, plus votre corps est gras, plus vous pouvez survivre longtemps.

Je ne dis pas ici que les glucides sont nécessairement mauvais pour nous, mais ils ne sont pas essentiels.

Qui ne devrait pas suivre un régime céto ?

Bien que les glucides ne soient pas essentiels à notre organisme, il existe certaines personnes pour lesquelles un plan de régime céto n'est pas idéal.

1. Diabétiques de type 1
2. Diabétiques de type 2 utilisant de l'insuline
3. Femmes qui allaitent
4. Personnes prenant certains médicaments, par exemple, pour l'hypertension artérielle

Si vous faites partie de l'une de ces catégories, soyez très prudent lorsque vous essayez de jouer au céto. Le régime cétogène est un outil, mais cela ne signifie pas qu'il doit être utilisé tout le temps et par tout le monde. Nous vous conseillons vivement de passer des tests médicaux pour vous assurer que vous n'avez pas de problèmes de santé sous-jacents avant de commencer un régime ou un programme d'exercices.

Le régime céto n'est-il pas identique au régime Atkins ?

Pas vraiment (cela dépend de la façon dont vous interprétez le régime Atkins et de ce que vous y mangez) :

1. Le régime Atkins est un régime pauvre en glucides

De nombreuses personnes interprètent le régime Atkins comme un régime pauvre en glucides, et lorsque j'ai essayé le régime Atkins, c'est ce que j'ai réalisé. Je comptais les grammes de glucides que je mangeais, mais je ne faisais pas vraiment attention aux quantités de protéines ou de graisses.

Certaines personnes remplacent les glucides qu'elles mangeraient autrement par davantage de viande maigre (augmentant ainsi l'apport en protéines mais pas en graisses). Et malheureusement, manger trop de protéines est une chose qui peut empêcher votre corps d'entrer en cétose, qui est le principal avantage de la céto.

Bien sûr, si vous pensez qu'Atkins représente un régime riche en graisses, alors ce que vous pensez d'Atkins pourrait être beaucoup plus proche du régime céto.

2. Le régime Atkins ne nécessite pas de test cétonique

En général, la plupart des personnes suivant le régime Atkins ne font pas de test de cétone pour s'assurer qu'elles sont en cétose, même si cela fait partie du régime céto. (Parce que la cétose est une composante essentielle du régime céto,)

Cependant, le Dr Atkins connaissait la cétose et en faisait la promotion. Il n'a jamais mesuré la production de cétones dans le sang de ses patients, mais il utilisait des bandelettes de test pour les cétones dans l'urine "pour chaque patient à chaque visite", selon l'infirmière Jackie Eberstein, qui a travaillé avec le Dr Atkins, et comme Jimmy Moore le rapporte dans son livre Keto Clarity, le Dr Atkins a plus tard ajouté une machine pour tester les cétones dans l'haleine dans sa clinique.

Cependant, beaucoup de gens appellent la forme plus moderne du régime cétonique (où vous mangez plus de glucides et de protéines que dans les études traditionnelles sur l'épilepsie) un régime Atkins modifié.

En quoi le régime paléo est-il différent du régime céto ?

À certains égards, le régime paléo est très similaire au régime céto, et si je devais donner une définition très basique du régime céto, je dirais qu'il s'agit d'une version faible en glucides du régime paléo.

Si vous supprimez les patates douces, le miel, les tubercules féculents et les fruits sucrés du régime paléo, vous vous retrouverez avec un régime céto plutôt sain. Plus précisément, les différences entre les régimes Paléo et Céto résident dans l'importance qu'ils accordent à l'alimentation. Le régime paléo met l'accent sur les régimes ancestraux et les aliments de qualité (densité nutritionnelle et absence de toxines comme le gluten). Le régime Keto met l'accent sur le fait d'être dans l'état métabolique de cétose, où vous brûlez principalement des cétones pour l'énergie. Cependant, vous pouvez suivre un régime paléo et être en cétose. Vous pouvez également suivre un régime non Paléo Keto malsain, contenant des aliments inflammatoires pauvres en glucides ou riches en graisses (huiles de graines, édulcorants artificiels, soja, par exemple). Par conséquent, s'il est important d'être en cétose, il est également essentiel de faire attention aux aliments que vous consommez. Ce n'est pas parce qu'un aliment est pauvre en glucides ou riche en graisses qu'il est toujours sain pour vous.

Existe-t-il des preuves scientifiques de l'efficacité du régime cétonique ?

Le régime cétogène n'étant devenu très populaire que récemment, il existe peu d'études fiables à son sujet. Il y a beaucoup de n=1 (auto-expériences et preuves anecdotiques).

Toutefois, des chercheurs tels que Jeff Volek et Stephen Phinney, auteurs de "The Art and Science of Low Carb Performance", commencent à obtenir des données fiables.

Si vous souhaitez en savoir plus sur la science de la cétose, je vous recommande vivement de consulter le blog du Dr Peter Attia (https://peterattiamd.com/ketosis-advantaged-or-misunderstood-state-part-i/).

Comment fonctionne le régime céto et que dois-je manger ?

Bon, entrons dans les détails. Le régime céto est relativement simple en termes de règles à suivre. Les principes de base de l'alimentation d'un régime cétogène sont les suivants :

- Mangez très peu de glucides.
- Mangez beaucoup de graisses.
- Mangez une quantité modérée de protéines.

Les quantités exactes de chaque macronutriment dont vous avez besoin pour que votre corps entre en cétose varient d'une personne à l'autre, et il y a toute une section ci-dessous sur la façon de vérifier si votre corps est en cétose ou non. Mais pour vous aider à atteindre le stade approximatif de la cétose, voici quelques recommandations d'experts.

Quantité de glucides pour la cétose

Pour ce qui est de la quantité de glucides, Jimmy Moore suggère dans son livre Keto Clarity que la quantité totale devrait être au moins inférieure à 100 g par jour et, pour la plupart des gens, inférieure à 50 g. Et pour les personnes sensibles à l'insuline, vous devrez peut-être consommer moins de 30 ou 20 g par jour.

Quantité de protéines pour la cétose

Calculez votre apport nutritionnel recommandé en protéines. Pesez-vous le matin après être allé aux toilettes pendant cinq jours consécutifs pour déterminer votre poids moyen.

Multipliez votre poids corporel moyen en kilogrammes par 0,8. Le résultat est la quantité (en grammes) de protéines que vous devriez consommer chaque jour. En fait, selon l'ancre, vous devriez ingérer 0,8 gramme de ce nutriment par kilogramme de poids corporel.

- Vous avez également la possibilité d'utiliser des calculateurs en ligne pour déterminer votre apport nutritionnel recommandé.

- Par exemple, une personne qui pèse environ 60 kg devrait consommer environ 48 grammes de protéines par jour (60 x 0,8 = 48).

Le Dr Phinney ajoute : " D'après notre expérience, les personnes suivant le régime cétogène qui pensent consommer des protéines avec modération dépassent souvent largement [la quantité recommandée], par peur de manger des graisses jusqu'à ce qu'elles soient rassasiées. " Consommer suffisamment de protéines est important, mais consommer la bonne quantité de graisses l'est tout autant. Le Dr Donald Layman suggère de limiter les quantités de protéines à 30 grammes par repas et à un maximum de 140 grammes par jour.

Quantité de graisses pour la cétose.

Selon la diététicienne Maria Zamarripa, Dt.P., "le régime cétogène met en évidence l'effet "brûleur de graisse" de la cétose. Le facteur clé du régime cétogène est la réorganisation des macronutriments afin que les graisses soient la principale source d'énergie. "

Après avoir limité les glucides et mangé une quantité modérée de protéines, le reste de ce que vous mangez doit être constitué de graisses saines comme le ghee, l'huile de coco, l'huile d'olive, l'huile d'avocat et les graisses animales. Et oui, cela signifie que vous finissez par manger beaucoup de graisses !

Les athlètes peuvent-ils suivre le régime céto ? Aura-t-il un effet négatif sur leurs performances ?

C'est un autre sujet de débat. Certains athlètes sérieux, trouvent que la cétose les aide vraiment à améliorer leurs performances sportives, mais seules quelques études scientifiques le confirment. La plupart des études sur les performances sportives du régime cétonique que j'ai trouvées ont été réalisées par Stephen Phinney et Jeff Volek. Les comptes rendus de leurs travaux suggèrent qu'un régime céto peut aider les sports d'endurance, mais qu'il n'est peut-être pas idéal pour les sports nécessitant une puissance de pointe.

Si vous souhaitez en savoir plus sur ces études et les critiquer, Anthony Colpo en a écrit une critique détaillée et cinglante (mais je pense qu'elle est généralement valable) ici (http://anthonycolpo.com/why-low-carb-diets-are-terrible-for-athletes-part-2/).

Même l'athlète Ben Greenfield met en garde contre la révision de son régime céto dans un avertissement rouge, détaillant ses expériences lors de son entraînement pour Ironman Canada. Il évoque les risques potentiels pour la santé d'un entraînement intensif dans le cadre d'un régime cétonique.

Et une dernière remarque sur les régimes céto pour les sportifs : si vous vous entraînez sérieusement, la quantité de glucides que vous pouvez consommer tout en restant en cétose peut être bien supérieure à celle généralement recommandée. Par exemple, Ben Greenfield a consommé entre 50 et 200 grammes de glucides pendant son entraînement Ironman.

Comment savoir si je suis en cétose et comment mesurer la cétose?

La façon la plus simple de déterminer si votre corps est en cétose ou non est de mesurer le taux de cétones dans votre corps. Pour décomposer, il existe 3 types de cétones :

1. L'acétoacétate (acac) - détecté principalement dans l'urine.
2. Le bêta-hydroxybutyrate (BHB ou ? -Hydroxybutyrate) - détecté principalement dans le sang.
3. Acétone * - détecté principalement dans l'haleine.

*** L'acétone est un métabolite de l'acétoacétate.**

Les taux de cétone dans le sang sont généralement considérés comme le meilleur indicateur de la cétose et de l'efficacité du régime cétonique, mais la mesure des taux de cétone dans le sang est également la méthode la plus coûteuse.

C'est pourquoi de nombreuses personnes mesurent encore leur taux de cétone urinaire et respiratoire (qui peut donner une indication de vos progrès). Voici donc comment vous pouvez mesurer votre taux de cétone (avec les avantages et les inconvénients de chaque méthode) :

VVVVV

1. Les bandelettes urinaires : Vous urinez sur ces bandes ou vous les trempez dans une partie de l'urine que vous avez recueillie. La bande change de couleur en fonction du taux d'acidité. Cependant, la plupart des gens ne considèrent pas les résultats des bandelettes urinaires comme une indication particulièrement bonne de la cétose. Par conséquent, bien que les bandelettes urinaires soient bon marché, elles ne sont pas forcément très utiles !

2. Les cétomètres sanguins (avec bandelettes réactives). Ils sont très similaires aux lecteurs de glycémie (et en fait, ils fonctionnent également comme un lecteur de glycémie si vous achetez des bandelettes de test de glucose) - vous vous piquez le doigt avec une lancette, puis vous utilisez les bandelettes de test de cétone connectées au lecteur de cétone sanguin. Vous vous piquez le doigt avec une lancette, puis vous utilisez les bandelettes réactives reliées au cétonemètre pour absorber une petite goutte de sang. Le cétonemètre fait alors son travail et vous indique le taux de cétone dans le sang. Le principal problème est que les bandes de test de cétone sont très chères (environ 5 $ par bande).

3. Compteur de cétone dans l'haleine : Il s'agit d'un nouveau compteur qui a été récemment mis sur le marché pour mesurer les cétones dans votre souffle. Il n'y a pas de piqûre pour prélever du sang, il se recharge via une prise USB et aucune bandelette n'est nécessaire. Il suffit de réchauffer l'appareil pendant quelques minutes, de souffler dedans pendant 6 à 15 secondes et d'obtenir une lecture.

Quel doit être votre taux de cétone ?

Il est un peu difficile de répondre à cette question. Les taux de cétone optimaux pour vous dépendent en grande partie de vos objectifs en matière de régime cétonique. S'il s'agit de perdre du poids, vos niveaux de cétone peuvent être beaucoup plus bas que ceux d'une personne qui suit un régime cétonique pour le cancer ou l'épilepsie. Si vous souhaitez augmenter vos taux de cétone, un supplément de cétone exogène peut être un excellent moyen d'y parvenir sans pratiquement aucun effort supplémentaire.

Les femmes peuvent-elles suivre le régime cétonique ?

De nombreuses femmes ont suivi avec succès le régime cétogène. Cependant, la question de savoir si le régime cétonique impose un stress trop important au corps de la femme fait encore l'objet de nombreuses discussions. Jamie Koonce a préconisé le régime cétonique pour les femmes. Mais Stacy et Sarah suggèrent le contraire dans cette présentation - lien vidéo : https://www.youtube.com/watch?V=jycxmpghgb8

Autrement, les femmes enceintes ne devraient pas suivre un régime cétogène. Les experts recommandent aux futures mamans d'éviter ce régime à la mode.

Êtes-vous obligé de suivre un régime cétogène ?

Comme pour tout régime ou programme de remise en forme, il s'agit d'un choix personnel. À mon avis, un régime céto peut être intéressant si votre corps et votre santé sont déjà bien réglés.

Cela signifie que vous avez déjà effectué des tests et des analyses de sang sous la supervision de votre médecin traitant pour vous assurer que vous n'avez pas de problèmes tels qu'une fatigue surrénale, des problèmes de thyroïde, des carences en vitamines ou en minéraux, des parasites ou d'autres agents pathogènes intestinaux. En effet, si vous souffrez de l'un de ces problèmes (ou d'autres), il est tout à fait possible qu'un régime céto exerce une pression supplémentaire sur votre organisme et exacerbe peut-être même certains de ces problèmes (ce qui, à mon avis, est particulièrement probable en cas de problèmes thyroïdiens).

Et si vous essayez un régime céto, n'oubliez pas que les principes de base du régime paléo s'appliquent toujours (par exemple, veillez à manger beaucoup d'aliments riches en nutriments et pauvres en toxines).

Si le régime céto ressemble beaucoup au régime paléo, de nombreux sites Web consacrés au régime céto recommandent des aliments tels que les produits laitiers auxquels vous pouvez être sensible, ainsi que les produits à base d'arachide et de soja.

Partie 2 : Régime de Céto Végétarien - Un guide complet

Le Régime Cétogène végétarien

Le régime végétarien est généralement considéré comme l'un des régimes les plus sains au monde.

De nombreuses études ont montré que l'alimentation végétarienne réduit le risque de maladies courantes telles que les maladies cardiaques et le diabète, et améliore davantage la santé que le régime non végétarien moyen. Toutefois, cela ne signifie pas que le régime végétarien soit le meilleur régime pour la santé pour tout le monde.

Par exemple, il a été démontré que le régime cétogène est plus efficace que le régime végétarien pour perdre du poids, améliorer les taux de triglycérides et de sucre dans le sang, et réduire la gravité de maladies telles que le diabète de type 2, l'obésité, l'épilepsie, la maladie d'Alzheimer, le syndrome des ovaires polykystiques et certains cancers. Mais la nutrition cétogène entraîne également des problèmes environnementaux et sanitaires. Le principal problème environnemental lié à tous les régimes à base de viande provient de l'endroit où les gens se procurent les produits animaux, comme la viande et les produits laitiers provenant d'animaux élevés industriellement et soumis à un régime alimentaire contrôlé (CAFO). Ces produits sont non seulement inférieurs sur le plan nutritionnel, mais contribuent également au réchauffement climatique et à la maltraitance des animaux et de l'environnement local.

Si la viande que vous consommez est principalement de la viande transformée et emballée (par exemple, du bacon, du jambon, des saucisses et du salami), vous augmentez peut-être votre risque de maladie cardiaque, de diabète de type 2 et de certains cancers. Heureusement, nous pouvons remédier à ces problèmes potentiels en adoptant les principes des régimes cétogène et végétarien pour formuler un plan d'alimentation plus sain pour les humains, les animaux et l'environnement. En d'autres termes, nous pouvons tirer parti du régime végétarien et du régime cétogène en un seul régime - le régime cétogène végétarien.

Qu'est-ce que le régime cétogène végétarien?

La définition la plus simple du régime cétogène végétarien est un régime sans viande, poisson et volaille qui limite les glucides. En mangeant de cette façon, nous pouvons profiter pleinement de la nutrition cétogène tout en réduisant notre empreinte de CO2, en diminuant la maltraitance des animaux et en améliorant notre santé.

Les œufs et les produits laitiers - deux des principaux produits animaux pouvant être consommés dans le cadre d'un régime cétogène végétarien - sont nutritifs et leur production a un impact environnemental bien moindre que l'agneau, le bœuf, le saumon d'élevage, la volaille, la dinde et le porc. Vous pouvez aller encore plus loin en vous procurant vos œufs et vos produits laitiers auprès de poulets élevés en plein air et de vaches en pâturage dans la région. En soutenant ces pratiques agricoles saines et durables, vous investissez dans les produits animaux les plus sains et les plus humains.

Dans cet article, nous allons nous concentrer sur la mise en œuvre d'un régime cétogène végétarien qui inclut les œufs et les produits laitiers. Aucun produit à base de viande, de poisson ou de volaille n'est recommandé.

Cependant, si vous souhaitez éliminer tous les produits animaux de votre régime cétogène, vous trouverez de bien meilleures suggestions - comme une liste complète de substituts du lait et des œufs - dans notre guide complet de la nutrition cétogène végétalienne.

RÉSUMÉ : Le régime cétogène végétalien est un régime pauvre en glucides, riche en graisses et en protéines qui exclut tous les aliments d'origine animale.

Un aperçu du régime végétarien cétogène

Pour bien mettre en œuvre le régime céto végétarien, suivez les règles suivantes :

- Limitez le total de vos glucides à 35 grammes ou moins par jour.
- Éliminez toutes les viandes animales de votre alimentation (par exemple, la viande, le poisson et la volaille).
- Mangez beaucoup de légumes à faible teneur en glucides .
- Tirez au moins 70 % de vos calories quotidiennes des matières grasses.
- Consommez des protéines d'origine végétale, des œufs et des produits laitiers riches en matières grasses pour couvrir vos besoins en protéines (environ 25 % des calories).

- Complétez votre alimentation avec des nutriments dont vous n'avez pas besoin, comme la vitamine D3, DHA et EPA, le fer et le zinc.

Comment limiter les glucides en tant que végétarien ?

L'erreur la plus courante commise par les végétariens suivant le régime cétogène est de manger trop de glucides.

Cela est principalement dû au fait que de nombreux aliments et repas végétariens sont riches en glucides. Les coupables les plus courants à forte teneur en glucides sont :

- Les céréales : blé, maïs, riz, grains, etc.
- Les légumineuses : lentilles, haricots noirs, pois, etc.
- Le sucre : miel, agave, sirop d'érable, etc.
- Les fruits : les pommes, les bananes, les oranges, etc.
- Les plantes tubéreuses : pommes de terre, patates douces, etc.

Pendant un régime cétogène, vous ne devez pas consommer les aliments énumérés ci-dessus. Ces aliments sont si riches en glucides qu'une seule portion peut vous faire dépasser votre limite de glucides pour la journée et vous faire sortir de la cétose. Cependant, ce n'est pas parce que vous ne pouvez pas manger ces aliments que les œufs et la salade sont vos seules options végétariennes écologiques.

Voici un rapide aperçu de tous les aliments que vous pouvez consommer dans le cadre d'un régime cétogène végétarien :

- **Viande végétalienne** : Tempeh, tofu , seitan et autres " viandes " végétaliennes riches en protéines et pauvres en glucides.
- **Les légumes à feuilles** : épinards, chou frisé, etc.
- Les légumes qui poussent au-dessus du sol : brocoli, chou-fleur, courgettes, etc.
- **Produits laitiers gras et œufs** : fromage à pâte dure, crème riche en matières grasses, beurre , œufs, etc.
- **Noix et graines** : pistaches, amandes, graines de tournesol, graines de citrouille, etc.
- **Avocats et baies** : framboises, mûres et autres baies à faible influence glycémique.
- **Édulcorants** : stévia, érythritol, monks et autres édulcorants à faible teneur en glucides.
- **Autres graisses** : huile de coco, huile d'olive, huile MCT, huile d'avocat , etc.

En suivant les aliments végétariens favorables à la cétose énumérés ci-dessus, vous pouvez être végétarien et cétorien tout en répondant à la plupart de vos besoins nutritionnels.

Au début, cependant, il peut sembler difficile d'obtenir suffisamment de graisses sans l'aide de la viande et du poisson. Heureusement, il n'est pas nécessaire de manger du beurre et des dizaines d'œufs chaque jour pour couvrir vos besoins en graisses.

Il existe de nombreuses graisses végétales saines qui méritent d'être vos nouvelles sources de graisses dans le cadre d'un régime cétogène végétarien.

Comment obtenir suffisamment de graisses en suivant ce régime cétogène végétarien ?

Les œufs et les produits laitiers riches en graisses constitueront une part importante de la plupart de vos repas céto.

Cependant, ils ne seront pas la seule source de graisses. En effet, il existe de nombreuses huiles végétales que vous pouvez utiliser pour remplacer toutes les graisses animales couramment utilisées en cuisine.

Voici une courte liste d'huiles que vous pouvez utiliser et à quoi elles peuvent servir :

• Huile d'avocat : l'huile d'avocat contient beaucoup d'acides gras monoinsaturés sains. Elle a également le point de fumée le plus élevé de toutes les autres huiles comestibles (à 270 degrés Celsius), ce qui la rend parfaite pour la cuisson, la pâtisserie et la friture.

• L'huile de noix de coco : Cette huile vous fournit une richesse en acides gras qui constituent la source de carburant idéale pour les personnes suivant un régime. C'est une excellente huile pour les bombes de graisse, les desserts, la cuisson à des températures inférieures à 175 degrés Celsius (similaire au beurre).

• L'huile MCT : Cette huile est généralement fabriquée à partir d'huile de noix de coco et d'huile de palme. Elle contient des triglycérides à chaîne moyenne , qui sont des acides gras saturés qui ignorent la digestion normale des graisses et vont directement au foie, où ils sont convertis en cétones pour servir de carburant. Ajoutez-la à vos vinaigrettes, sauces, smoothies, grosses bombes et boissons chaudes comme le café (Bulletproof Coffee) ou le thé pour un regain d'énergie.

• Huile d'olive : l'huile d'olive est l'une des huiles les plus saines que vous puissiez consommer. Une étude récente de 2018 a révélé que l'huile d'olive extra vierge est l'huile la plus sûre et la plus saine pour la cuisson, la pâtisserie mais pas pour la friture.

• Huile de palme rouge : Source incroyable de vitamines A et E, l'huile de palme rouge sert également de complément vitaminique. Elle a une douce saveur de carotte et une texture riche et beurrée. Vous constaterez que cuisiner avec cette huile peut améliorer le goût de vos viandes, noix et graines végétaliennes. Soyez toutefois extrêmement prudent lorsque vous achetez de l'huile de palme, car beaucoup de ces produits sont fabriqués d'une manière qui détruit la faune et son environnement. Si vous souhaitez ajouter de l'huile de palme rouge à votre régime céto, veillez à n'acheter que des produits certifiés RSPO ou Certified Sustainable Palm Oil (CSPO), comme l'huile de palme biologique d'Ölmühle Solling .

Bien que toutes les huiles végétales ne puissent pas être consommées, ces huiles sont les plus saines et les plus polyvalentes.

Cependant, les aliments végétaux riches en graisses constituent la source idéale de lipides. Ces aliments vous aideront à combler vos besoins en graisses, vitamines, minéraux et fibres, ce qui en fait les meilleurs amis du régime végétarien céto.

Voici une liste des sources de graisses végétales les plus saines pour le régime cétogène végétarien :

• **Avocats** : Tout comme l'huile d'avocat, mais bourrés de vitamines, de minéraux et d'antioxydants, les avocats sont le complément parfait de tout repas céto végétarien. Vous pouvez également préparer des desserts végétariens avec de l'avocat, comme la crème glacée à l'avocat aux morceaux de chocolat.

• **Les noix** : Les noix sont un ajout sain et riche en graisses à tout régime alimentaire. J'ai tendance à préférer les noix de macadamia et les noix de cajou à toutes les autres noix, car elles contiennent les niveaux les plus élevés de graisses monoinsaturées et les niveaux les plus bas d'acides gras oméga-6 inflammatoires. Toutefois, assurez-vous de connaître la teneur en glucides de ces noix. Par exemple, si vous consommez trop de noix de cajou, vous pouvez facilement vous débarrasser de la cétose.

• **Les graines** : Les graines telles que les graines de citrouille, les graines de sésame, les graines de lin et les graines de tournesol peuvent être un autre ajout sain et riche en graisses à votre régime cétogène végétarien. Cependant, elles contiennent des niveaux plus élevés d'acides gras oméga-6 inflammatoires. Par conséquent, ne les utilisez pas comme base de matières grasses.

● **Des alternatives végétaliennes aux produits laitiers** : Nous couvrirons plus loin dans ce guide quelques alternatives aux produits laitiers que vous pouvez utiliser pour remplacer des propriétés telles que le beurre, la crème, le yaourt et le fromage dans vos recettes céto préférées.

En combinant ces huiles végétales avec des aliments végétaux riches en graisses, vous n'avez même pas besoin d'œufs et de produits laitiers riches en graisses pour couvrir vos besoins en graisses.

Remarque : les oméga-6 sont à différencier des oméga-3. Alors que les premiers sont inflammatoires et à l'origine de nombreuses maladies chroniques (comme le diabète, l'obésité ou la polyarthrite), les seconds ont, au contraire, une action anti-inflammatoire : les oméga-3 constituent donc une barrière protectrice contre les actions négatives des oméga-6. L'idéal n'est pas d'éliminer complètement les oméga-6 de notre alimentation, car ils apportent encore des nutriments essentiels à notre organisme. En revanche, il serait plus sage d'apprendre à équilibrer notre apport en oméga-6 en le diminuant, tout en augmentant notre apport en oméga-3.

L'utilisation de ces sources de graisses présente toutefois un inconvénient : beaucoup d'entre elles ne contiennent que peu ou pas de protéines. Alors comment obtenir suffisamment de protéines pour un régime céto végétarien sans viande ?

Les meilleures sources de protéines végétariennes pour le régime cétogène

Bien que la viande soit l'une des plus importantes sources de protéines dans le régime céto, elle n'est pas nécessaire pour répondre aux besoins en protéines. En fait, vous pourriez obtenir suffisamment de protéines en mangeant des œufs et du fromage tous les jours. Mais peu importe à quel point vous aimez le fromage et combien de fois vous avez l'occasion de cuisiner des œufs, vous n'êtes pas obligé de vous limiter à ces aliments. Avec les sources de protéines végétaliennes suivantes, vous pouvez également couvrir vos besoins en protéines :

❖ **Tofu :**

Le tofu est fabriqué à partir de graines de soja et est riche en protéines et en calcium. Le meilleur est qu'il peut être utilisé comme un délicieux substitut de la viande, de la volaille et du poisson. Bien que le tofu ait tendance à être mou et pâteux, vous pouvez l'obtenir aussi ferme que de la viande en achetant du tofu très solide et en l'exprimant ou en le congelant puis en le pressant. Avant la cuisson, il faut assaisonner ou mariner le tofu pour qu'il puisse absorber toutes les saveurs, comme une éponge.

❖ **Tempeh :**

Le tempeh est une forme de soja fermenté qui est plus ferme que le tofu et a une texture granuleuse, ce qui en fait un excellent substitut au poisson et à la viande hachée.

Pour préparer le tempeh, il suffit de le couper en tranches, en dés ou de le hacher finement dans un robot ménager. Si vous trouvez le tempeh un peu amer, essayez de l'atténuer pendant quelques minutes avant de l'utiliser.

Considérations importantes pour la santé des utilisateurs de soja : Le tofu et le tempeh étant tous deux fabriqués à partir de soja, il est important de garder à l'esprit comment vous vous sentez après avoir incorporé le soja dans votre alimentation.

Bien que le soja soit plutôt sain pour la plupart des gens, il contient des goitrogènes, des substances végétales qui peuvent altérer la fonction thyroïdienne.

Si vous remarquez de la fatigue, une sensibilité au froid, de la constipation, une peau sèche ou une prise de poids inexpliquée après avoir augmenté votre consommation de produits à base de soja, limitez votre consommation de soja et complétez votre alimentation par des aliments contenant de l'iode.

Pour vous assurer d'obtenir le tempeh et le tofu les plus sains, vous devez acheter des produits de soja 100 % biologiques. Les produits de soja traditionnels contiennent des traces de produits chimiques nocifs tels que des pesticides et des herbicides qui sont pulvérisés en grande quantité sur les graines de soja génétiquement modifiées.

❖ **Seitan :**

Le seitan ou "viande de blé" est un substitut de viande végétarien fabriqué à partir de gluten de blé, de sauce soja (ou Tamari), de gingembre, d'ail et d'algues. Cette "viande" végétalienne est riche en protéines, pauvre en graisses et une bonne source de fer.Cependant, le Seitan est riche en gluten. En fait, la principale source de protéines du seitan est la protéine de gluten. Si vous êtes sensible au gluten de quelque que ce soit, il est préférable d'éviter à tout prix la "viande de blé".

Autres "substituts de viande" végétaliens :

Il existe une poignée de hamburgers et autres " viandes " végétaliennes disponibles dans la plupart des épiceries. Toutefois, avant d'acheter un produit, lisez toujours attentivement l'étiquette et la page des ingrédients.

S'il contient de nombreux ingrédients potentiellement dangereux ou des sucres et glucides ajoutés, ne l'achetez pas. Recherchez les ingrédients les plus simples, la plus faible teneur en glucides et une bonne quantité de graisses ou de protéines par portion. Les mêmes règles s'appliquent à la préparation de vos propres hamburgers végétaliens. De nombreuses recettes de hamburgers végétaliens contiennent des aliments riches en glucides comme les céréales et les légumineuses.

Les recettes de hamburgers végétariens adaptées au céto ne doivent utiliser que les ingrédients les plus sains et les plus faibles en glucides, sans agents de charge riches en glucides.

❖ Noix et autres graines :

De nombreuses noix et graines sont également riches en protéines. Les noix et les graines qui contiennent le plus de protéines (pour 100 grammes) sont :

- Les graines de citrouille avec ~ 30 grammes de protéines.
- Les pistaches avec ~ 21 grammes.
- Les amandes avec ~ 21 grammes
- Les graines de tournesol avec ~ 19 grammes.
- Les graines de lin avec ~ 18 grammes.

N'oubliez pas de prendre en compte la teneur en glucides de ces noix et graines :

- Les graines de citrouille ont 54 grammes de glucides totaux pour 100 grammes.
- Les pistaches ont 28 grammes de glucides totaux pour 100 grammes.
- Les amandes ont 22 grammes de glucides totaux pour 100 grammes.
- Les graines de tournesol ont 20 grammes de glucides totaux pour 100 grammes.
- Les graines de lin ont 29 grammes de glucides totaux pour 100 grammes.

Et bien qu'elles soient une légumineuse, les cacahuètes sont une excellente source de protéines à faible teneur en glucides. Elles contiennent beaucoup de protéines (~ 24 grammes de protéines pour 100 grammes de cacahuètes) et relativement peu de glucides (16 grammes de glucides totaux pour 100 grammes de cacahuètes).

Poudre protéinée :

Lorsqu'il s'agit d'acheter des protéines en poudre, les meilleures options sont les protéines de lactosérum 100 % nourri à l'herbe et l'isolat de protéines de pois biologique.

Bien que la protéine de lactosérum provenant de vaches nourries à l'herbe ne soit pas meilleure que la protéine de lactosérum conventionnelle d'un point de vue nutritionnel, elle est certainement plus saine pour l'environnement.

Si vous approchez de votre limite de glucides pour la journée et que vous avez besoin de plus de protéines, prenez une poudre de protéines végétaliennes, à base de lait ou de produits laitiers et appliquez l'une des stratégies suivantes pour optimiser votre apport quotidien en protéines.

Essayez ces stratégies pour optimiser votre apport en protéines :

- Ajoutez de la poudre de protéines à votre smoothie céto. Ajoutez une mesure de votre poudre de protéines préférée à l'une des recettes de smoothie cétogène du kit de démarrage céto. Le smoothie aux myrtilles, le smoothie à l'avocat et aux épinards, le smoothie au concombre et le milk-shake chocolat-mûres sont de délicieux exemples à essayer.
- Ajoutez une poudre protéinée sans goût à vos repas. L'isolat de protéines de pois est généralement la poudre végétalienne la moins chère et la plus facile à utiliser, tandis que la protéine de lactosérum est la poudre protéinée à base de lait la plus populaire. Vous pouvez

les ajouter aux sauces, les mélanger à vos hamburgers végétariens ou faire de délicieuses bombes de graisse.

Alternatives végétaliennes aux œufs et aux produits laitiers :

Il existe de nombreuses alternatives végétaliennes adaptées au céto qui permettent de réduire votre consommation de fromage et d'œufs.

Voici un rapide aperçu de certaines de vos options :

- Remplacez la crème fouettée par de la crème de coco.
- Utilisez de l'huile de coco ou du beurre végétalien à la place du beurre.
- Remplacez le fromage à base de lait par du fromage végétalien.
- Au lieu du fromage frais, utilisez du fromage à pâte molle végétalien.
- Remplacez les yaourts et la crème aigre par des yaourts à base de noix.

Lorsqu'il s'agit d'acheter des options végétaliennes adaptées au céto, assurez-vous que les produits ne contiennent pas de sucre ajouté , de glucides cachés ou d'ingrédients malsains comme les huiles hydrogénées. Faites également attention à leur teneur en graisses et en protéines. Les substituts végétaliens ne contiennent pas autant de graisses ou de protéines que les produits laitiers et les œufs traditionnels. Veillez donc à garder cela à l'esprit lorsque vous utilisez ces substituts dans des recettes et lorsque vous suivez vos macros.

Un plan d'action en 5 étapes pour un régime céto végétarien

Voici notre plan d'action, étape par étape, pour suivre un régime céto végétarien.

1. Limitez les glucides :

Pour entrer et rester en cétose, limitez votre consommation nette de glucides à 20-30 grammes par jour. Cela signifie qu'il faut éviter de nombreuses sources de protéines végétariennes comme le quinoa, le sarrasin, les légumineuses et les céréales.

Ces aliments sont tout simplement trop riches en glucides pour être absorbés par un mode de vie cétogène. Veillez également à ne pas consommer de lait de vache et de produits laitiers allégés, de légumes et de fruits riches en amidon, à l'exception peut-être de quelques baies.

2. Ajoutez une source de protéines de haute qualité à chaque repas

Comme nous l'avons déjà mentionné, seules les protéines des produits animaux contiennent les 9 acides aminés essentiels en quantité suffisante pour assurer la vie humaine.

La combinaison de protéines végétales à faible teneur en glucides et favorables à la cétose, comme les noix et les graines, avec des produits laitiers et des œufs améliore la qualité des protéines d'un régime végétarien.

La plupart des gens ont besoin de 60 à 100 grammes de protéines par jour, selon leur poids, leur composition corporelle, leur niveau d'activité et leur âge, dans le cadre d'un régime céto. En règle générale, il faut consommer 1,2 à 1,7 gramme de protéines par kilo de poids corporel.

Les 3 meilleures sources de protéines dans un régime céto végétarien :

- Les œufs : contiennent des protéines de haute qualité et faciles à digérer ; fournissent de la choline, qui a été associée à une meilleure fonction cérébrale et sont extrêmement polyvalents et économiques. 14 grammes de protéines et 1 gramme de glucides pour 2 gros œufs (1).
- Yaourt grec : riche en protéines ; excellente source de calcium, de potassium et de magnésium ; fournit des probiotiques bénéfiques pour la santé intestinale et l'immunité. 15 à 20 grammes de protéines et 5 à 7 grammes de glucides pour 170 grammes.
- Graines de chanvre : riches en protéines ; riches en fibres solubles ; excellente source d'acides gras de magnésium, de potassium et d'oméga-3 . 9 grammes de protéines et 1 gramme de glucides nets pour 28 grammes.

Autres bonnes sources de protéines céto végétariennes

- **Fromage blanc :** 20 grammes de protéines et 6 grammes de glucides pour 170 grammes.
- **Fromage parmesan et romano :** 9 à 10 grammes de protéines et 1 gramme de glucides pour 28 grammes.

- **Fromage à pâte dure et en tranches (cheddar, gouda, provolone, suisse, etc.)** : 7-8 grammes de protéines et 0,5-1,5 gramme de glucides pour 28 grammes.
- **Fromage à pâte molle (brie, camembert, feta, fromage bleu, queso blanco, etc.)** : 4 à 6 grammes de protéines et 0 à 1 gramme de glucides pour 28 grammes.
- **Du beurre de cacahuètes ou d'amandes** : 7 à 8 grammes de protéines et 4 grammes de glucides nets pour 2 cuillères à soupe (32 grammes).

N'oubliez pas que les légumes vous apportent également de petites quantités de protéines. La plupart des légumes fournissent environ 2 grammes de protéines par 100 g.

Comme mentionné ci-dessus, certaines précautions s'imposent avec les produits à base de soja. Bien que controversées, de mauvaises recherches suggèrent que leurs phytoestrogènes (substances végétales à faible activité œstrogénique) peuvent potentiellement stimuler la croissance de certains cancers, en fonction de la quantité consommée, de la génétique et d'autres facteurs (2).

3. Mangez 1 à 3 portions de légumes à faible teneur en glucides au moins deux fois par jour.

Il existe de nombreux légumes favorables au céto qui ont bon goût, fournissent beaucoup de fibres et vous aident à répondre à vos besoins en micronutriments.

Le top 5 des légumes à faible teneur en glucides .

- **Les épinards** : riches en fer, potassium et magnésium, avec 1 gramme de glucides nets par portion.

- **Courgette** : une bonne source de vitamine B6, de vitamine C et de potassium et un fantastique substitut de pâtes avec 3 grammes de glucides nets par portion.
- **Avocat :** (techniquement un fruit) : excellente source de potassium, de magnésium et de fibres, avec 2 grammes de glucides nets par portion.
- **Choux de Bruxelles** : riche en vitamine C, en potassium et en acide folique, avec 5 grammes de glucides nets par portion.
- **Chou-fleur** : excellente source de vitamine C et de fibres, parfaite alternative au jus de pomme de terre et au riz, avec 4 grammes de glucides nets par portion.

4. Utilisez des huiles saines pour la cuisson et l'assaisonnement.

Les graisses saines ont bon goût, améliorent la texture des aliments et vous aident à rester rassasié pendant des heures. En outre, elles sont nécessaires à la bonne absorption des vitamines liposolubles A, D, E et K.

Comme les graisses apportent le plus de calories à un régime céto, il est important de choisir les types les plus sains. Les huiles végétales et de graines, comme l'huile de tournesol, de carthame, de maïs et de colza, sont hautement transformées et associées à l'inflammation. Au lieu de cela, choisissez des graisses et des épices céto saines, telles que le beurre, le ghee, l'huile de noix de coco, l'huile d'olive et l'huile d'avocat pour la préparation des repas.

5. Assaisonnez vos aliments avec différentes herbes et épices :

Cuisiner avec des herbes et des épices peut aider à augmenter la variété des régimes végétariens. En outre, elles constituent une source supplémentaire de micronutriments et fournissent très peu de glucides nets. En plus des épices les plus courantes comme le basilic, le romarin et la cannelle, essayez-en d'autres que vous n'avez pas encore essayées. Vous trouverez peut-être de nouveaux favoris.

Partie 3 : Aliments cétogènes végétariens

Mangez moins de sucre : Les aliments à faible indice glycémique

Le sucre est l'ingrédient le plus malsain de l'alimentation moderne. Un gramme de sucre contient environ 4 calories, ce qui signifie que de nombreuses personnes consomment près de 345 calories par jour uniquement à partir du sucre. Les calories contenues dans le sucre sont souvent appelées "calories vides" car elles n'apportent aucun nutriment. Le sucre fournit des calories sans nutriments et peut même endommager le métabolisme à long terme. Consommer trop de sucre peut augmenter le risque de nombreux problèmes de santé, notamment la prise de poids, l'obésité, l'hypertension artérielle, le diabète de type 2, les maladies cardiaques, les maladies du foie et les caries dentaires.

Sucre ajouté et sucre naturel :

Il est très important de faire la distinction entre les sucres ajoutés et les sucres naturels que l'on trouve naturellement dans les aliments tels que les fruits et les légumes. Ces derniers sont des aliments sains qui contiennent de l'eau, des fibres et divers micronutriments. Le sucre naturel est acceptable dans la plupart des cas, mais les sucres ajoutés et les sucres artificiels ne le sont pas. Certains aliments complets contiennent naturellement du sucre. Par exemple, les fruits et certains légumes contiennent du sucre fructose et le lait contient un sucre appelé lactose. Ces aliments contiennent également des nutriments et peuvent être des sources de fibres.

Le sucre ajouté est le principal ingrédient des bonbons et il est abondant dans de nombreux aliments transformés, comme les boissons gazeuses et les produits de boulangerie.

Le sucre ajouté n'est rien d'autre qu'un sucre ou un édulcorant contenant des calories, introduit par les fabricants d'aliments ou de boissons.

Les additifs du sucre peuvent être produits naturellement ou chimiquement. Les sucres les plus courants sont le sucre de table normal (saccharose), la maltodextrine, le dextrose et le sirop de maïs à haute teneur en fructose.

Une espèce de sucre peut être "naturelle" (c'est-à-dire non transformée) sans être réellement "naturelle".

Le miel, le sirop d'érable et le sucre de coco sont des exemples de sucres naturels que les producteurs ajoutent au goût sucré.

Même le fructose et le lactose sont considérés comme des sucres ajoutés dans de nombreux aliments transformés.

Voici quelques exemples de sucres ajoutés que l'on trouve sur les étiquettes des aliments :

- Le sucre blanc raffiné.
- Le sucre roux
- Le sucre brut
- Le sucre inversé
- Malzzucker
- Le sucre de coco
- Mélasse
- Le sirop

- Sirop d'érable
- Le sirop de maïs
- Le sirop de maïs à haute teneur en fructose
- Maïs doux
- Le miel
- Les concentrés de jus de fruits.
- Les molécules de sucre se terminant par " ose ", comme le fructose, le glucose, le dextrose, le lactose, le maltose et le saccharose.

Si vous voulez perdre du poids et optimiser votre santé, vous devez faire de votre mieux pour éviter les aliments qui contiennent ce sucre supplémentaire.

> **Résumé :** Le sucre, qui est ajouté aux aliments transformés, est beaucoup plus mauvais pour la santé que le sucre naturel contenu dans les aliments entiers comme les fruits et les légumes.

En 2014, chaque personne a consommé plus de 31 kg de sucre par an - et les jus de fruits n'ont pas encore été inclus.

La consommation moyenne était de 86 grammes de sucre par jour , soit 28,5 morceaux de sucre ou 345 calories.

La consommation de sucre a donc diminué de 23 % ces dernières années, principalement parce que les gens boivent moins de boissons sucrées et mettent davantage l'accent sur une alimentation saine.

Cependant, la quantité de sucre actuellement consommée est encore beaucoup trop élevée et n'a probablement pas changé depuis. En 2012, la consommation moyenne chez les adultes était de 77 grammes par jour.

La consommation excessive de sucre a été liée à l'obésité, au diabète de type 2, aux maladies cardiaques, à certains cancers, aux caries dentaires, à la stéatose hépatique non alcoolique, etc.

Réduire les glucides n'est pas très compliqué. Il suffit de remplacer les sucres et les féculents de votre alimentation par des légumes, de la viande, du poisson, des œufs, des noix et des graisses. Cela semble assez simple, sauf si vous ne mangez pas de viande. Alors comment manger pauvre en glucides en tant que végétarien ou végétalien ?

Les régimes conventionnels à faible teneur en glucides reposent en grande partie sur la viande, ce qui les rend inadaptés aux végétariens. Cependant, ce n'est pas forcément le cas. Tout le monde peut suivre un régime pauvre en glucides, même les végétariens et les végétaliens. Ce chapitre vous montre comment.

Pourquoi un régime pauvre en glucides ?

Au cours des 12 dernières années, au moins 23 études ont montré qu'un régime pauvre en glucides peut vous aider à perdre du poids (sans compter les calories).

L'une des principales raisons est que ces régimes peuvent réduire considérablement l'appétit, ce qui vous fait consommer moins de calories sans essayer consciemment de manger moins.

Lien de référence :

Https://www.ncbi.nlm.nih.gov/pubmed/17228046
https://www.ncbi.nlm.nih.gov/pubmed/12679447

Les régimes à faible teneur en glucides améliorent également la santé d'autres manières. Ils sont très efficaces pour réduire la graisse du ventre et tendent à réduire les triglycérides et à augmenter significativement le HDL (le "bon" cholestérol). Ils ont également tendance à réduire la pression artérielle et la glycémie.

Si les régimes à faible teneur en glucides ne sont pas nécessaires pour tout le monde, ils peuvent avoir des effets bénéfiques sur la santé des personnes souffrant d'obésité, de syndrome métabolique, de diabète de type 2 et de certains troubles neurologiques.

Un régime végétalien pauvre en glucides peut également être très sain. Des études sur l'éco-atkins (végétalien, 26 % des calories sous forme de glucides) ont montré qu'un tel régime est beaucoup plus sain qu'un régime ordinaire pauvre en graisses ainsi qu'un régime végétarien pauvre en graisses.

Les différents types de végétariens :

Il existe plusieurs types de végétariens. Aucun d'entre eux ne mange de viande ou de poisson.

Les deux types les plus courants sont les lacto-ovo-végétariens et les végétaliens.

Les lacto-ovo-végétariens (ou simplement "végétariens") mangent des produits laitiers et des œufs, mais les végétaliens ne mangent aucun aliment dérivé des animaux.

Les produits laitiers et les œufs sont pauvres en glucides.

Les œufs et les produits laitiers, sans sucre ajouté, sont pauvres en glucides, mais riches en protéines et en graisses. Pour les végétariens (pas les végétaliens), ils sont parfaits pour un régime pauvre en glucides.

- Œufs : ne contiennent que des traces de glucides. Choisissez des œufs de pâturage, enrichis en oméga-3 ou de libre parcours si vous le pouvez.
- Yogourt, yaourt grec et kéfir : choisissez ceux qui sont non sucrés et riches en matières grasses. Trouvez-en qui contiennent des cultures vivantes pour un bénéfice probiotique supplémentaire.
- Beurre de vaches nourries à l'herbe : Le beurre provenant de vaches nourries à l'herbe est sain et peut être consommé avec modération dans le cadre d'un régime pauvre en glucides.
- Fromage : Très riche en nutriments et savoureux, il peut être utilisé dans toutes sortes de recettes.

Ces aliments sont également riches en vitamine B12, que l'on ne trouve pas dans les aliments d'origine végétale. Les végétariens peuvent obtenir toute la B12 dont ils ont besoin grâce à ces aliments, tandis que les végétaliens doivent prendre des suppléments.

Aliments végétaux à faible teneur en glucides (végétariens et végétaliens)

Il existe en fait une grande variété d'aliments végétaux à faible teneur en glucides.

Beaucoup de ces aliments sont également riches en protéines et en graisses.

- **Les légumes** : De nombreux légumes ont une faible teneur en glucides. Cela inclut les tomates , les oignons , le chou-fleur, l'aubergine, les poivrons, le brocoli et les choux de Bruxelles.
- **Fruits** : Les fruits tels que les fraises et les myrtilles peuvent être consommés avec un régime pauvre en glucides. En fonction de la quantité de glucides que vous souhaitez consommer, d'autres fruits peuvent également être acceptés.
- **Les fruits gras** : Les avocats et les olives sont incroyablement sains. Ils sont pauvres en glucides mais riches en graisses.
- **Les noix et les graines** : Les noix et les graines sont faibles en glucides, mais riches en protéines et en graisses. Cela inclut les amandes, les noix, les noix de macadamia, les cacahuètes et les graines de citrouille.
- **Le soja** : Les aliments comme le tofu et le tempeh sont riches en protéines et en graisses, mais pauvres en glucides. Cela les rend acceptables dans le cadre d'un régime végétarien/végétalien pauvre en glucides.
- **Les légumineuses** : certaines légumineuses, dont les haricots verts, les pois chiches et autres.

- **Graisses saines** : huile d'olive extra vierge, huile d'avocat et huile de coco .
- **Les graines de chia** : La plupart des glucides contenus dans les graines de chia sont des fibres. Par conséquent, presque toutes les calories utilisables proviennent des protéines et des graisses.
- **Le chocolat noir** : Si vous choisissez un chocolat noir à forte teneur en cacao (70-85 % +), alors il sera pauvre en glucides mais riche en graisses.

Combien de glucides faut-il consommer ?

Il n'existe pas de définition claire de la notion de "faible teneur en glucides".

Il est important d'expérimenter et de trouver un moyen d'adapter votre consommation de glucides à vos propres objectifs et préférences.

Cela dit, les lignes directrices suivantes sont raisonnables :

- 100-150 grammes par jour : Il s'agit d'une fourchette d'entretien décente, et elle est bonne pour les personnes qui font beaucoup d'exercice.
- 50-100 grammes par jour : Cela devrait entraîner une perte de poids automatique et constitue une bonne fourchette d'entretien pour les personnes qui ne font pas beaucoup d'exercice.
- 20-50 grammes par jour : avec un apport en glucides aussi faible, vous devriez perdre du poids rapidement sans ressentir trop de faim. Cette fourchette de glucides devrait vous mettre en cétose.

Les végétariens pourraient facilement se situer dans la fourchette inférieure, mais un tel régime serait peu pratique pour les végétaliens. La fourchette de 100 à 150 grammes serait plus appropriée pour les végétaliens.

Exemple de menu pour un régime végétarien pauvre en glucides

Voici un exemple de menu d'une semaine pour un régime végétarien pauvre en glucides (non végétalien - végétalien). Vous pouvez l'adapter à vos propres besoins et préférences.

Lundi :

- **Petit déjeuner:** Des œufs et des légumes, frits dans de l'huile d'olive.
- **Déjeuner:** Salade de quatre haricots avec de l'huile d'olive et une poignée de noix.
- **Dîner:** gratin de fromage au chou-fleur avec brocoli et du tofu.

Mardi

- **Petit déjeuner:** yaourt et baies grasses.
- **Déjeuner:** restes de cuisson de chou-fleur de la veille.
- **Dîner:** champignons portabello grillés, avec des légumes au beurre et de l'avocat.

Mercredi

- **Petit déjeuner:** Smoothie au lait de coco et aux myrtilles.
- **Déjeuner:** Bâtonnets de carotte et de concombre avec une trempette à l'houmous et une poignée de noix.
- **Dîner:** sauté au tempeh, avec des noix de cajou et des légumes.

Jeudi

- **Petit déjeuner:** Omelette aux légumes, frite dans de l'huile d'olive.
- **Déjeuner:** Restes de sautés du dîner la veille.
- **Dîner:** Haricots pimentés avec de la crème aigre, du fromage et de la salsa

Vendredi :

- **Petit déjeuner:** yaourt et baies grasses.
- **Déjeuner:** légumes verts et œufs durs avec un peu d'huile d'olive et une poignée de noix.
- **Dîner:** salade de feta avec des graines de citrouille et des noix de macadamia, arrosée d'huile d'olive.

Samedi

- **Petit déjeuner:** des œufs au plat avec des haricots et de l'avocat.
- **Déjeuner:** Bâtonnets de carotte et de concombre avec une trempette à l'houmous et une poignée de noix.
- **Dîner:** Moussaka aux aubergines.

Dimanche

- **Petit déjeuner:** Smoothie aux fraises avec du yogourt entier et des noix.
- **Déjeuner:** Restes de moussaka de la nuit précédente.
- **Dîner:** Quiche aux asperges, aux épinards et à la feta (avec ou sans œuf).

Il existe de nombreux aliments végétaux délicieux qui sont pauvres en glucides, mais riches en graisses et en protéines. Évidemment, vous n'avez pas besoin d'être un mangeur de viande pour profiter des avantages d'un régime pauvre en glucides.

Légumes à faible teneur en glucides : Les meilleurs légumes pour un régime cétogène

Les légumes sont essentiels à la nutrition dans le cadre d'un régime cétogène. Voici une liste des meilleurs légumes à faible teneur en glucides et céto qui sont faibles en glucides. Les 10 meilleurs (et pires) légumes pour votre régime cétogène. Lorsque vous choisissez des légumes pour le régime cétogène, vous devez faire attention, car si vous ne le faites pas, votre consommation quotidienne de glucides peut augmenter rapidement. Depuis que vous avez commencé votre régime cétogène, vous vous demandez peut-être : "Quels sont les meilleurs légumes à faible teneur en glucides que je peux manger ?" Lorsque vous choisissez des légumes pour le régime cétogène, vous devez faire attention, car si vous ne le faites pas, votre consommation quotidienne de glucides peut augmenter rapidement. Depuis que vous avez commencé votre régime cétogène, vous vous demandez peut-être : "Quels sont les meilleurs légumes à faible teneur en glucides que je peux manger ?"

1. Calculer les glucides nets par portion

Pour déterminer quels sont les meilleurs légumes à faible teneur en glucides, faites un petit tour de piste. Une alimentation saine et équilibrée doit comprendre au moins trois à cinq portions de légumes par jour. Si votre objectif est de 20 grammes de glucides nets et que vous voulez manger cinq portions de légumes, assurez-vous de consommer des légumes contenant 4 grammes de glucides nets (ou moins) par portion.

2. Méfiez-vous des légumes qui poussent sous terre

Une autre règle à garder à l'esprit est que si un légume pousse au-dessus du sol (laitue, épinards, paprika, etc.), il est probablement pauvre en glucides et ne contient pas de glucides.

Lorsqu'un légume pousse sous terre (carottes, pommes de terre, patates douces, navets, etc.), il contient beaucoup plus de glucides, généralement trop pour être consommé sans céto. Les légumes qui poussent sous terre sont appelés "tubercules" et sont connus comme des légumes riches en amidon et en glucides.

3. Les bonnes portions pour les légumes

Les aliments énumérés ci-dessous indiquent les glucides nets pour 100 grammes.

Le chiffre de 100 grammes dépend réellement des aliments à faible teneur en glucides.

Par exemple, 100 grammes équivalent approximativement à :

- Une tomate de taille moyenne.
- Une poignée de légumes verts à feuilles (chou frisé, épinards ou salade).
- Un peu moins d'une poignée de légumes verts/orangés cuits (brocoli, carottes ou courge).

● La moitié d'un légume féculent (patate douce, pomme de terre ou manioc).

Par exemple, 100 grammes de patate douce contiennent 17 grammes de glucides nets. Il peut donc être tentant de manger une patate douce entière avec du beurre - mais pour limiter les glucides, vous ne devez en manger que la moitié !

Si vous mangez la patate douce entière, le nombre de glucides nets doublera pour atteindre 34 grammes, soit bien plus que le quota quotidien.

Les légumes suivants devraient constituer l'essentiel d'un régime cétogène et peuvent toujours être consommés.

Tous les glucides nets (entre parenthèses) correspondent à une portion de 100 grammes.

Légumes à feuilles vertes :

Les légumes à feuilles vertes sont les meilleurs car ils sont pauvres en glucides et en nutriments.

Les légumes à feuilles vertes comme :

● Les épinards (1,4 g de KH pour 100 g).
● Le chou frisé (5,1 g de KH pour 100 g)
● Le brocoli (4,1 g de KH pour 100 g)
● Chou frisé (1,4g pour 100g de KH)
● Bette à carde (2,1 g de KH pour 100 g).

Les salades telles que :

- La roquette (2g KH pour 100g)
- Laitue romaine (1,1 g de KH pour 100 g)
- Laitue (1,1g par 100g de KH).

Feuilles vertes comestibles de :

- Cresson (0,7 g de KH pour 100 g)
- Pissenlit (5,7 g de KH pour 100 g).

Les germes tels que :

- les germes de luzerne (3,7g de KH pour 100g).

Les légumes verts sont riches en fer et en vitamines A, C et K. Ils aident à lutter contre l'inflammation et soutiennent la santé des os, du cerveau et du cœur, ainsi que la vision, l'élasticité de la peau et la bonne coagulation du sang. Il a également été démontré que les légumes à feuilles vertes combattent le processus de vieillissement et le déclin cognitif. L'ajout de ces légumes verts à vos repas peut apporter plus de volume sans trop de glucides ou de calories supplémentaires.

Les légumes crucifères

Les légumes crucifères (famille des choux) constituent un bon choix pour un apport faible en glucides et élevé en nutriments.

Parmi les bonnes options, citons :

- Le bok choi (1,1g de KH pour 100g).

- Moutarde brune (1,6 g de KH pour 100 g)
- Le radis (1,8 g de KH pour 100 g)
- Bette à carde (2,1 g de KH pour 100 g)
- Courgette (2,1g KH pour 100g)
- Chou-fleur (2,9 g de KH pour 100 g)
- Chou frisé (3g KH pour 100g)
- Chou blanc (3g KH pour 100g)
- Concombre (3,1g KH pour 100g)
- Brocoli (4,4 g de KH pour 100 g)
- Rutabagas (4,6 g de KH pour 100 g)
- Choux de Bruxelles (5,1 g de KH pour 100 g)
- Le chou frisé (5,1 g de KH pour 100 g).

Les légumes crucifères sont riches en vitamine C, vitamine E et vitamine K, ainsi qu'en acide folique, en fibres et en minéraux.

Des études montrent que les légumes crucifères peuvent protéger les cellules des dommages causés à l'ADN, ont des propriétés antivirales et antibactériennes et inhibent la croissance des tumeurs. Ils protègent contre de nombreux cancers et réduisent la résistance à l'insuline chez les personnes atteintes de diabète de type 2.

Autres légumes céto

Outre les crucifères et les légumes à feuilles, vous pouvez ajouter de nombreux autres légumes à faible teneur en glucides à votre alimentation.

Les aliments suivants contiennent tous moins de 5 grammes de glucides nets pour 100 grammes :

- **Ail** (0.9g KH dans un orteil)
- **Céleri** (1,3 g KH pour 100 g)
- **Asperges** (1,7g KH pour 100g)
- **Courge d'été** (2,2 g KH pour 100 g)
- **Champignons blancs** (2,2 g KH pour 100 g)
- **Olives** (2,8g KH pour 100g)
- **Aubergine** (2,8g KH pour 100g)
- **Paprika** (2,9g KH pour 100g)
- **Pousses de bambou** (3g KH pour 100g)
- **Artichauts** (3.8g KH pour 100g)
- **Gombo** (4,2g KH pour 100g)
- **Haricots verts** (4,2 g KH pour 100 g)
- **Choucroute** (4.2g KH pour 100g)
- **Pois mange** (4,9 g de KH 100 g)

Tableau des glucides des légumes

En général, plus les légumes sont brillants et colorés, plus ils contiennent de glucides.

Il y a quelques exceptions, comme les poivrons et les jalapenos, qui peuvent être utilisés pour ajouter de la texture et de la saveur aux repas.

Vous devez toujours éviter les légumes sucrés ou féculents, car ils sont riches en glucides. Il s'agit notamment des pois, du maïs, des pommes de terre, des patates douces, des ignames, du yucca, des panais, des haricots, du quinoa, des légumineuses et d'autres légumes féculents.

En règle générale, plus les légumes sont sucrés, plus ils contiennent de sucre.

Il faut faire très attention à la quantité, notamment avec les carottes, les oignons et le potiron. Vous pouvez faire une différence dans la quantité quotidienne de glucides. Bien sûr, vous pouvez les consommer avec modération, mais vous devez toujours faire attention à la quantité et aux portions.

Vous trouverez ci-dessous une liste de légumes à faible teneur en glucides.

Si vous avez besoin d'aide pour trouver un légume particulier, utilisez la fonction de recherche (Ctrl + F). Ces légumes sont basés sur des portions de 100 g, ce qui correspond généralement à la portion recommandée pour les légumes.

Remarque : si le légume que vous recherchez ne figure pas dans la liste, il contient probablement trop de glucides et ne doit pas être consommé dans le cadre d'un régime cétogène.

Légume	Portion	KH total (g)	Fibre (g)	KH net (g)
Les feuilles de navet	100 g	2,85	2.7	12h15
Cresson	100 g	1,29	0,5	0,79

Pak Choi	100 g	2.18	1	1.18
Céleri	100 g	2,97	1.6	01h37
Épinards	100 g	3,63	2.2	01h43
Moutarde brune	100 g	4.67	3.2	01h47
Asperges	100 g	3,88	2.1	1,78
Radis	100 g	3.4	1.6	1.8
Avocat	100 g	8,64	6.8	1,84
Feuilles de roquette	100 g	3,65	1.6	02h05

Courgette	100 g	3.11	1	2.11
Bette à carde	100 g	3,74	1.6	2.14
Champignons	100 g	3.26	1	2.26
Chou-rave	100 g	6.2	3.6	2.6
Tomate	100 g	3,89	1.2	2,69
Olives	100 g	6	3.2	2.8
Aubergine	100 g	5,88	3	2,88
Paprika	100 g	4.6	1.7	2.9

Chou-fleur	100 g	4,97	2	2,97
Chou (vert)	100 g	6.1	3.1	3
Pousses de bambou	100 g	5.2	2.2	3
Chou (blanc)	100 g	05h37	2.3	03h07
Concombre	100 g	3,63	0,5	3,13
Jalapeño	100 g	6.5	2.8	3.7
Artichauts	100 g	05h38	1.5	3,88
Brocoli	100 g	6,64	2.6	04h04

Germes de haricots	100 g	5,94	1.8	4.14
Fenouil	100 g	7.3	3.1	4.2
Gombo	100 g	07h45	3.2	4.25
Haricots verts	100 g	6,97	2.7	4.27
Betteraves	100 g	06h43	1.8	4,63
Pois neige	100 g	07h55	2.6	4,95
Choux de Bruxelles	100 g	8.95	3.8	5,15
Chou frisé	100 g	8,75	3.6	5,15

Chou rouge	100 g	07h37	2.1	5.27
Citrouille	100 g	7	1	6
Rutabaga	100 g	8,62	2.3	06h32
Carottes	100 g	09h58	2.8	6,78
Céleri	100 g	9.2	1.8	7.4
Oignon	100 g	09h34	1.7	7,64
Poireau	100 g	14h15	1.8	12h35
Gingembre	100 g	17,77	2	15,77

Les 10 meilleurs légumes céto

Vous trouverez ci-dessous une liste de ce que nous considérons comme "le meilleur des meilleurs" en matière de légumes céto.

Ces légumes sont très pauvres en glucides et riches en micronutriments.

Veillez à inclure les légumes énumérés ci-dessous dans vos repas quotidiens aussi souvent que possible.

1. Le brocoli

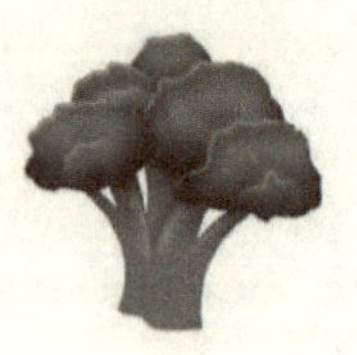

Un légume très commun que l'on voit toujours dans une cuisine céto, et pour cause, le brocoli est une véritable superstar du céto. Le brocoli regorge de vitamines C et K et ne contient que 4 grammes de glucides nets pour 100 grammes.

Certaines études montrent que le brocoli peut aider à réduire la résistance à l'insuline chez les diabétiques de type 2 et peut également aider à protéger contre certains cancers. C'est un aliment de base qui devrait toujours être à portée de main avec un régime cétogène.

2. Les asperges

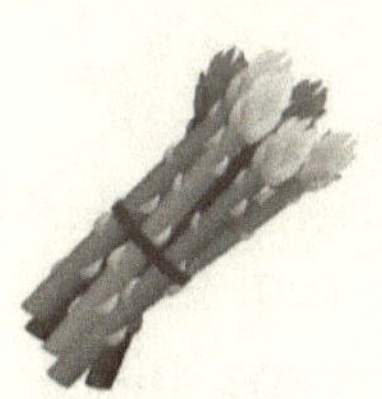

Avec seulement 4 grammes de glucides nets pour 100 grammes, les asperges devraient faire partie de votre rotation hebdomadaire de suppléments à faible teneur en glucides.

Par exemple, vous pouvez envelopper les asperges dans du bacon (et les servir avec de l'aïoli), les faire simplement griller ou les hacher et les ajouter à votre salade.

Les asperges sont une excellente source de vitamines A, C et K. Des études ont montré que la consommation d'asperges réduit le stress et contribue à la santé du cerveau.

3. Les champignons

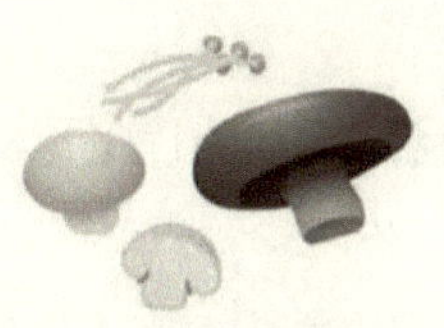

Les champignons sont un excellent moyen d'ajouter de la saveur à des plats autrement ennuyeux.

Par exemple, dans un risotto aux champignons et au chou-fleur, les champignons ajoutent une belle texture et un goût unique. Ils sont également extrêmement pauvres en glucides, avec seulement 1 g de glucides nets (champignons blancs) pour 100 g.

Les champignons ont également d'incroyables propriétés anti-inflammatoires, et une étude de 16 semaines a montré une amélioration de l'inflammation chez les personnes atteintes du syndrome métabolique.

4. Les courgettes

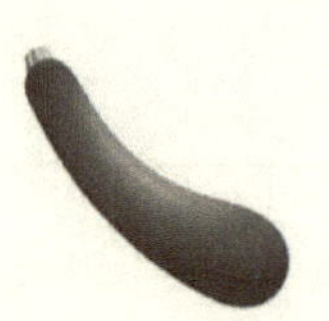

Les courgettes font partie de la famille des courges d'été. Elles sont les courges d'été les plus utilisées dans un régime cétogène et sont souvent utilisées comme substitut de nouilles (Zoodles). La courge d'Halloween, la courge spaghetti, la courgette, les patissons, les ronds, la citrouille et les courges non comestibles font partie des courges d'été. Mais faites attention aux types de courges d'été que vous mangez, car la plupart ont un taux de glucides beaucoup plus élevé. Les courgettes sont très pauvres en glucides avec seulement 3 grammes de glucides nets pour 100 grammes et sont également une source fantastique de vitamine C.

5. Les épinards

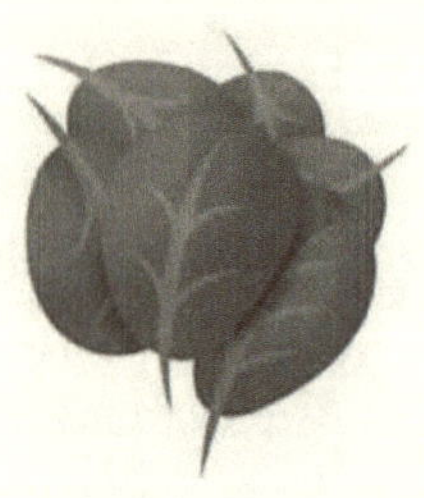

Sans surprise, les épinards sont l'un des légumes à feuilles vertes les plus consommés dans le cadre d'un régime cétogène. Les épinards ne contiennent que 3 g de glucides nets pour 100 g, et presque aucun glucide digestible. Ce légume est un excellent moyen de remplir votre déjeuner de légumes. Vous pouvez préparer les épinards comme un plat d'accompagnement riche en graisses, comme les épinards à la crème, qui sont également parfaits pour n'importe quel repas.

Personnellement, j'aime les œufs brouillés aux épinards, par exemple. Il a été prouvé que les épinards protègent la santé cardiaque et réduisent le risque de maladies oculaires fréquentes. Ils contiennent également beaucoup de vitamines et de minéraux, dont environ dix fois la quantité recommandée de vitamine K.

6. L'Avocat

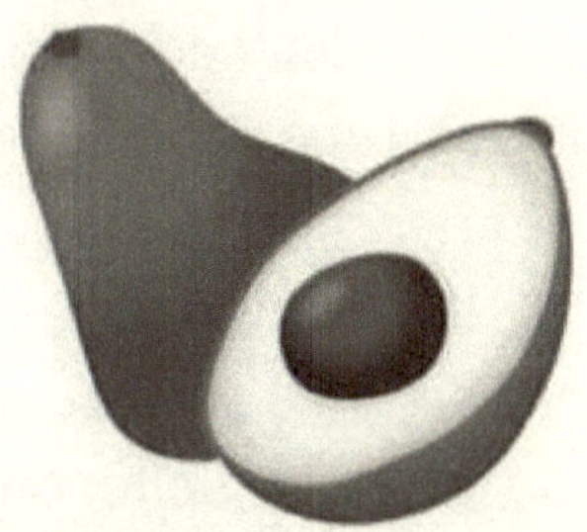

Bien que ce soit techniquement un fruit, les avocats sont souvent consommés à la place des légumes. Les avocats sont très riches en graisses, c'est pourquoi ils sont souvent recommandés dans les régimes cétogènes pour compléter l'apport en graisses en plus des repas. Avec seulement 3 g de glucides nets pour 100 g, les avocats sont l'une des superstars du régime cétogène.

Les avocats sont riches en acides gras monoinsaturés, dont il a été démontré qu'ils réduisent le cholestérol LDL et les triglycérides. Ils sont également une bonne source de vitamine C et de potassium, de sorte qu'ils peuvent généralement aider à résoudre les problèmes d'électrolytes.

7. Chou-fleur

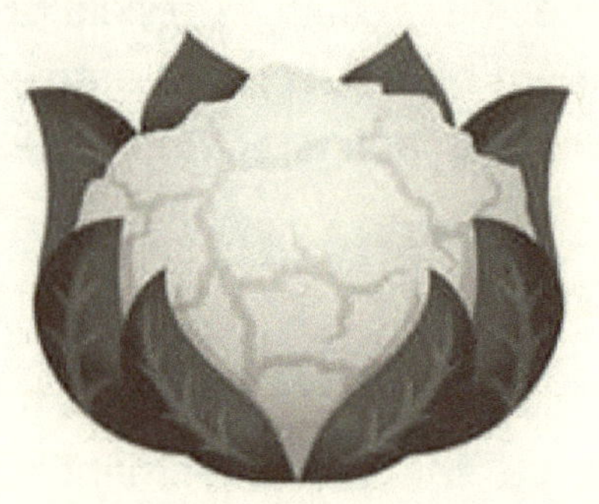

Le chou-fleur est généralement l'ingrédient principal de nombreuses recettes, mais il peut être utilisé pour une variété de plats.

Vous pouvez utiliser le chou-fleur pour les wraps, les pizzas, les casseroles ou même la purée de pommes de terre pour créer une alternative favorable au céto. Il n'est donc pas surprenant que ce soit l'un des ingrédients les plus utilisés et les plus polyvalents dans la plupart des cuisines à faible teneur en glucides et céto. En plus d'être très polyvalent, le chou-fleur est très faible en glucides, avec seulement 2 grammes de glucides nets pour 100 grammes. Le chou-fleur est très riche en vitamines K et C et est associé à un risque réduit de maladies cardiaques et de cancer (comme le brocoli).

8. Les poivrons

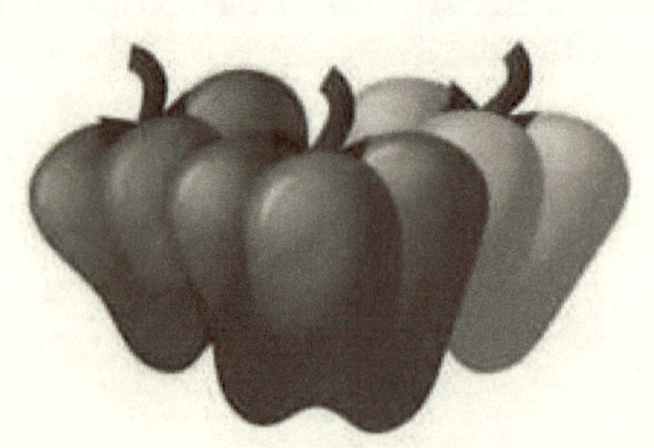

Les poivrons verts sont souvent utilisés dans la cuisine céto, car ils contiennent moins de glucides que leur homologue coloré. La bonne nouvelle est que les poivrons sont extrêmement nutritifs. Ils sont riches en vitamine A et ont des propriétés anti-inflammatoires grâce aux caroténoïdes qu'il contient .

Si vous voulez un peu de couleur dans vos plats, n'ayez pas peur d'ajouter des poivrons rouges ou jaunes, car ils contiennent également très peu de glucides (seulement 6 g de glucides nets pour 100 g).

9. Haricots verts

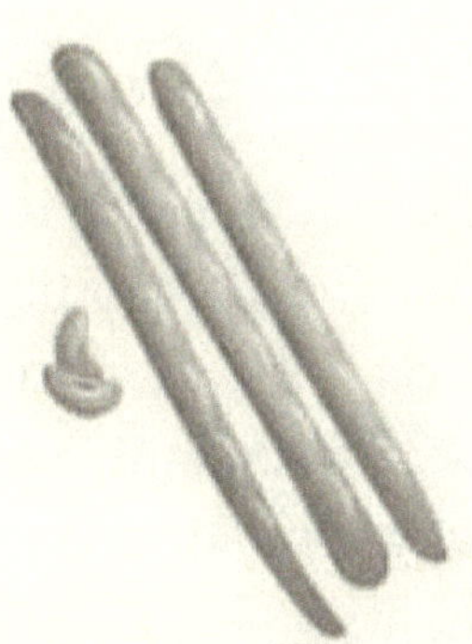

Les haricots verts font partie de la famille des légumineuses, mais contiennent beaucoup moins de glucides que la plupart des autres légumineuses.

Les haricots verts sont parfois appelés haricots mange-tout. Une portion de 100 g de haricots verts ne contient que 6 g de glucides nets, ce qui en fait un excellent complément à de nombreux plats d'accompagnement.

Parmi les bienfaits des haricots verts pour la santé, citons l'amélioration des fonctions cérébrales à mesure que nous vieillissons. Cela fait de ce légume un excellent choix pour le régime cétogène.

10. Salades / choux frisé

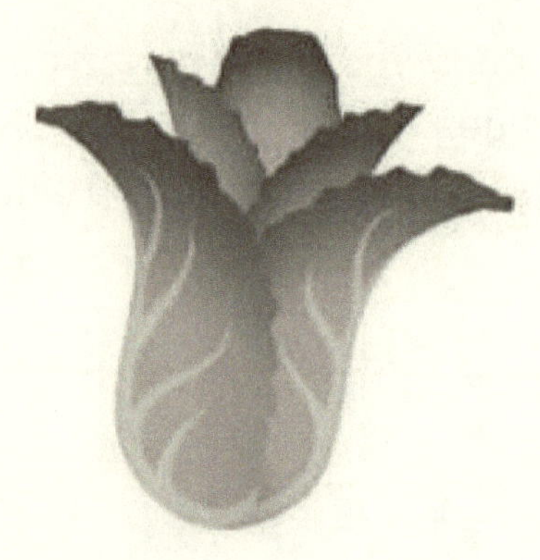

Le chou frisé et les salades sont couramment utilisés dans le cadre d'un régime cétogène. Tous deux sont également de fantastiques options de légumes à faible teneur en glucides. Ils contiennent de nombreuses vitamines (A et C) et il a été démontré qu'ils aident à protéger contre les maladies cardiaques.

Bien que le chou frisé soit plus nutritif que la laitue, il contient également une quantité importante de glucides par portion. Faites donc attention à la quantité de chou frisé que vous mangez, car les glucides s'additionnent rapidement. Une assiette de salade, en revanche, peut être consommée à chaque repas comme plat d'accompagnement.

Maintenant que nous avons quelques-uns des meilleurs légumes céto à utiliser dans votre régime cétogène, nous parlons de ceux qui doivent être limités ou carrément évités.

Légumes à éviter pendant le régime cétogène

Un régime cétogène doit être évité avec deux groupes de légumes : les amidons et les légumes qui peuvent être définis comme des légumineuses.

Légumes sucrés (uniquement avec modération)

Certains légumes contiennent plus de glucides, mais peuvent être consommés avec modération en céto.

Une portion par jour devrait suffire.

Cela inclut les légumes sucrés tels que :

- Les carottes (6,7 g de KH pour 100 g).
- Le potiron (5,1 KH pour 100g)
- La courge d'hiver (7 KH pour 100g)
- Oignons (8,7 KH pour 100g)

Remarque : si vous mangez l'un des légumes qui viennent d'être cités, il suffit de leur adjoindre des légumes à feuilles vertes pour le reste de la journée afin de réduire le nombre de glucides.

Légumineuses et tubercules (à éviter !)

Les haricots et les légumineuses contiennent généralement 10 à 20 grammes de glucides nets pour 100 grammes.

En voici quelques exemples :

- Patates douces 17,1g - KH pour 100g.
- L'igname 23,7 g - KH pour 100 g.
- Les pommes de terre blanches 16,7 g - KH pour 100 g.
- Panais 13g - KH pour 100g
- Pois verts 13,5g - KH pour 100g
- Maïs 16,3g de KH pour 100g

- Poireaux 12,3g de KH pour 100g

Conclusion

Il existe de nombreuses façons de consommer des légumes à faible teneur en glucides avec un régime cétogène.

Par exemple , profitez de vos légumes quotidiens comme un plat d'accompagnement avec une cuillerée de graisse saine , comme le beurre, l'huile d'olive ou la noix de coco. Vous pouvez facilement faire frire les légumes ou les ajouter aux soupes et aux ragoûts. La plupart des légumes à faible teneur en glucides constituent également une bonne base pour les salades céto.

Si vous en avez la possibilité, achetez toujours des légumes frais de saison. Vous pouvez également utiliser des légumes surgelés si les produits frais ne sont pas facilement disponibles toute l'année). Les légumes surgelés sont généralement moins chers que les frais et tout aussi nutritifs.

Liste des meilleurs fruits à faible teneur en glucides

Certains régimes à faible teneur en glucides, comme le régime cétogène, recommandent spécifiquement d'éviter les fruits, au moins pendant une partie du régime. En effet, les fruits ont tendance à avoir une teneur en glucides plus élevée que la plupart des légumes, en raison de la plus grande quantité de sucres naturels qu'ils contiennent. Mais tous ces sucres ne sont pas mauvais - pour la plupart des gens, en quantité appropriée, ils peuvent tous servir un objectif sain sans négliger les glucides.

Les trois types de sucres présents dans les fruits sont le glucose, le fructose et le saccharose.

> ➤ **Le glucose** est la source d'énergie préférée et par défaut du corps pour le cerveau et les muscles, ainsi que pour toutes les autres cellules du corps.

> ➤ **Le fructose** est métabolisé exclusivement par le foie, ce qui diffère de la façon dont l'organisme métabolise le glucose. Certaines recherches ont mis en garde contre la consommation régulière de grandes quantités de fructose, mais ce conseil s'applique au fructose ajouté , comme le sirop de maïs à haute teneur en fructose ou le nectar d'agave, et non aux fruits entiers.

➤ **Le saccharose** vous est peut-être plus familier sous le nom de " sucre de table ", mais il est aussi présent naturellement dans certains fruits. Notre corps possède une enzyme qui le décompose en glucose et en fructose, puis le métabolise comme chacun de ces sucres.

Si votre médecin vous a recommandé d'éviter le sucre, ou le fructose en particulier, vous devez suivre ses instructions. Sinon, vous pouvez probablement trouver un moyen d'intégrer les fruits dans votre régime pauvre en glucides.

Certains types de fruits contiennent moins de glucides par portion standard, principalement en raison de leur teneur en eau plus élevée, ou contiennent moins de glucides absorbables en raison de leur teneur élevée en fibres. Ces glucides absorbables sont souvent appelés glucides nets. Les fibres sont des glucides, mais votre corps ne peut pas les absorber et elles n'affectent donc pas votre glycémie, contrairement aux autres glucides. Certaines personnes considèrent donc que les glucides nets sont plus importants que les glucides totaux. Pour obtenir la valeur en glucides nets d'un aliment, il suffit de soustraire les grammes (g) de fibres qu'il contient de ses glucides totaux. Voici notre liste des meilleurs fruits à faible teneur en glucides pour votre régime céto.

1. Pastèque :

Ce fruit estival par excellence est celui qui contient le moins de glucides, avec seulement 7,55 grammes de sucre pour 100 grammes de fruit. Comme il est pauvre en fibres, la plupart de ces glucides sont absorbés. La pastèque est également riche en vitamine A et contient beaucoup d'eau, ce qui vous rassasie tout en vous apportant moins de calories. Même la peau a des effets bénéfiques sur la santé !

2. Baies :

Les baies sont un choix populaire pour les personnes qui surveillent leur consommation de glucides. Les fraises ont le moins de glucides de tous les types de baies, tandis que les mûres ont le moins de glucides nets.

- Pour chaque 100 g de fraises, vous aurez 7,68 g de glucides et 2 g de fibres, ce qui donne un net de 5,68 g de glucides.

- Pour 100 g de mûres, vous aurez 9,61 g de glucides, mais 5,3 g de fibres, soit seulement 4,31 g.

Les framboises sont également un excellent choix, car elles ne présentent que 5,44 g de glucides nets par portion de 100 g. Elles sont également une excellente source d'antioxydants, de potassium et de vitamine C, parmi de nombreux autres nutriments. Et elles contiennent des composés phytochimiques, qui peuvent prévenir certaines maladies chroniques.

3. Cantaloup :

Ce melon orange populaire est parfait par une chaude journée d'été et ne contient que 8,16 grammes de glucides et 0,9 gramme de fibres pour 100 grammes de fruits, soit seulement 7,26 grammes de glucides. Les melons sont également considérés comme des fruits à faible teneur en fructose.

Certaines personnes aiment manger du cantaloup ou du melon miel avec une salade de thon. Essayez de mélanger le cantaloup avec du citron vert, de la menthe et de l'eau pour une agua fresca rafraîchissante.

4. Avocats :

Oui, les avocats sont un fruit et sont relativement pauvres en glucides. Pour chaque 100g d'avocat, vous obtenez environ 8,53g de glucides et 6,7g de fibres, ne contenant que 1,83g de glucides !

De plus, cette portion d'avocat vous apportera des acides gras monoinsaturés sains, qui sont connus pour être bons pour votre santé cardiaque. Tranchez l'avocat sur une salade ou un wrap, préparez une salade d'avocats avec des tomates ou servez-le avec des œufs durs. Découvrez 16 autres raisons pour lesquelles vous ne voulez pas vous priver d'avocat.

5. Miel de Manuka :

Le melon Honeydew, un autre melon, contient 9,09 grammes de glucides et 0,8 gramme de fibres pour 100 grammes, soit 8,29 grammes de glucides. C'est également une excellente source de vitamine C et de potassium, un électrolyte dont vous avez besoin pour maintenir une bonne pression sanguine, un bon équilibre ph et un métabolisme sain.

Essayez les boules de melon miel avec du prosciutto pour un apéritif sucré et salé.

6. Pêches :

Un délice sucré et juteux, les pêches n'ont étonnamment pas trop de glucides. Pour chaque 100g de fruit, vous obtiendrez 9,54g de glucides et 1,5g de fibres, ne contenant que 8,04g de glucides. Pour une collation à faible teneur en glucides, servez-les avec du fromage blanc.

Café Bulletproof avec du beurre

Le terme "Bulletproof" a été inventé il y a plusieurs années par Dave Asprey. Un "biohacker" autoproclamé qui a mis au point la recette à partir d'une tasse de thé au beurre de yak qu'il a bu par une journée froide dans l'Himalaya tibétain. Dans sa forme simple, le fameux Bulletproof Coffee est une combinaison de beurre, d'huile MCT (ou huile de coco) et de café.

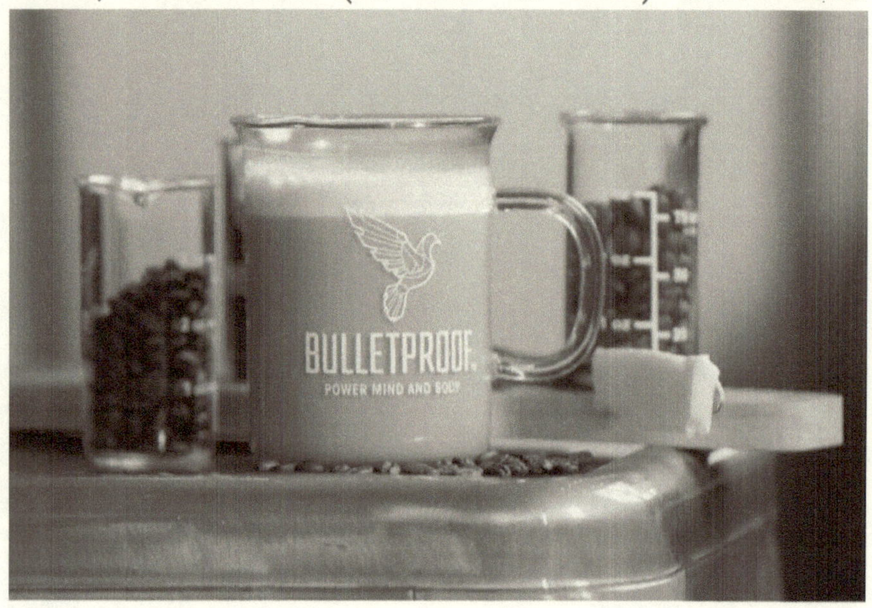

La recette originale du Bulletproof Coffee et, à mon avis, la meilleure version du Bulletproof Coffee, consiste en deux cuillères à café de beurre biologique et une cuillère à café d'huile MCT. Personnellement, je ne pense pas que vous ayez besoin de vous soucier de l'origine de votre huile MCT et de savoir si la vache qui a donné le lait pour votre beurre a été traite au cours des trois derniers jours. Juste le bon beurre organique et l'huile MCT et vous avez le meilleur café bulletproof pour commencer votre journée.

L'histoire du café Bulletproof

Dave Asprey, PDG et fondateur de Bulletproof, a eu l'idée du café Bulletproof après une randonnée au Tibet en 2004. À une altitude de 18 000 mètres et par -20°C, Dave se sentait à court d'énergie après l'effort et n'avait pas la force de s'enfuir, jusqu'à ce qu'il entre par hasard dans une maison d'hôtes et qu'un habitant lui offre une tasse de thé au beurre de yak.

Ce beurre enrichi en café est très prisé par les Tibétains qui vivent et travaillent sur un terrain aussi escarpé et rocailleux. La boisson chaude a immédiatement redonné de l'énergie à Dave, qui ne s'était pas senti aussi bien depuis des jours. C'est comme si quelqu'un avait mis un interrupteur dans sa tête.

Le biohacker en lui s'est demandé pourquoi le café était si bon et a commencé à faire des recherches sur cette boisson. Pourquoi se concentre-t-il et augmente-t-il son énergie si rapidement ?

Finalement, Dave a remplacé son café du matin par un café de haute qualité et du beurre biologique (un peu plus facile à trouver dans son supermarché que le beurre de yak). L'huile MCT était la dernière pièce manquante. Ensemble, ces trois ingrédients ont fourni l'énergie et la clarté spirituelle qu'il a ressenties dans cette cabane au Tibet.

Le premier café Bulletproof était né.

La meilleure recette de café Bulletproof.

Êtes-vous prêt à rejoindre les milliers d'athlètes, de PDG et de biohackers à la recherche d'énergie et de cerveau ?

Alors cette recette simple de café Bulletproof est pour vous. En mélangeant des grains de café de haute qualité avec les bonnes graisses, vous obtiendrez une boisson qui ne vous rassasiera pas longtemps, mais qui éliminera le "brouillard cérébral" et vous aidera à perdre du poids, à développer vos muscles et à augmenter votre concentration et vos performances.

Une énergie rapide sans les effets négatifs de la caféine et du sucre. Un café Bulletproof à faire soi-même. Quels sont les ingrédients dont vous avez besoin pour votre café Bulletproof, vous l'apprendrez dans le paragraphe suivant.

Préparation simple du café Bulletproof

Ingrédients :

- 2 ½ cuillères à soupe de grains de café moulus.
- 1 à 2 cuillères à soupe d'huile MCT.
- 1-2 cuillères à soupe de beurre biologique sans sel.

Préparation :

1. **Préparez le café :** Faites bouillir 1 tasse (230-350 ml) de café avec de l'eau filtrée et 2 cuillères à soupe bien remplies de grains de café fraîchement moulus. Utilisez une presse française pour faciliter la préparation et

préserver les huiles bénéfiques du café qui sont préservées par les filtres en papier.

2. **Ajoutez de l'huile MCT :** Ajoutez 1 à 2 cuillères à soupe d'huile MCT

3. **Ajouter du beurre biologique :** Ajoutez 1 à 2 cuillères à soupe de beurre non salé biologique. Assurez-vous que le beurre n'est pas salé. Le café salé n'est pas ce que vous aimez boire, croyez-moi.

4. **Mixez le tout :** Tout dans un mixeur pendant 20-30 secondes, jusqu'à ce que cela ressemble à un latte crémeux. Il y aura une bonne quantité de mousse dessus. Alternativement, vous pouvez prendre un blender et mixer le tout ensemble. Votre café Bulletproof est prêt !

Dans cette vidéo, Dave explique la recette originale de ses cafés bulletproof et comment les préparer.

Https://www.youtube.com/watch?V=4yjlmdx3yzy

Note : Bien sûr, vous n'êtes pas obligé d'acheter l'huile originale Brain Octane, une huile MCT normale est tout à fait suffisante et fondamentalement la même.

Affinez votre café Bulletproof avec ces ingrédients

Votre café Bulletproof contient certains ingrédients qui le privent de ses pouvoirs énergisants.

Des choses comme le miel et le sirop d'érable augmentent votre taux de sucre dans le sang et génèrent la charge énergétique que vous obtenez également des sucreries. Par conséquent, évitez le sucre, le miel ou d'autres édulcorants dans votre café Bulletproof.

L'huile de noix de coco pure ne fonctionne pas aussi bien car elle ne contient pas les mêmes composants que l'huile MCT qui favorisent la production de corps cétoniques. L'huile de noix de coco est faible en calories, mais pas l'énergie de l'huile MCT qui brûle les graisses. Et qui veut un café qui a le goût d'une pina colada ?

Mais il existe des ingrédients nutritifs qui sont "infaillibles". Voici quelques-uns de mes préférés que j'ajoute régulièrement à mon café Bulletproof :

- **Le curcuma :** Cette épice jaune populaire est connue pour ses propriétés antioxydantes et anti-inflammatoires. Cependant, elle a un goût plutôt épicé qui enlève de l'onctuosité au café Bulletproof.

- **Vanille :** La vraie vanille ajoute une saveur classique et davantage d'antioxydants à votre café Bulletproof, ce qui contribue à améliorer vos performances cognitives. Mais n'utilisez pas d'extrait de vanille artificielle, utilisez de véritables gousses de vanille de Madagascar moulues. Cela signifie plus de puissance et un goût plus riche.

- **Poudre de cacao :** Transformez votre café bulletproof en un moka et ajoutez une variété de polyphénols améliorant les performances avec un peu de poudre de chocolat . Une poudre de cacao de haute qualité peut stimuler votre humeur et protéger votre peau des effets néfastes du soleil. Une pincée de cacao ou de chocolat noir peut facilement être ajoutée à votre café au beurre.

● **Cannelle :** La cannelle peut vous aider à réguler votre glycémie et à réduire votre résistance à l'insuline . En même temps, il a été démontré que la cannelle augmente la motivation, les performances et l'attention Pour une consommation quotidienne, prenez de la cannelle de Ceylan au lieu de la cannelle normale (cassia). La cannelle cassia contient une substance chimique végétale appelée coumarine. En grande quantité, la coumarine peut être toxique pour le foie et les reins, et de nombreuses personnes réagissent de manière légèrement négative.

Pourquoi boire du café Bulletproof ?

Maintenant, vous vous demandez probablement pourquoi nous faisons toutes ces choses folles dans notre café. Eh bien, il y a un certain nombre de raisons pour lesquelles cette combinaison a donc des avantages incroyables pour votre corps et vos performances, en particulier lorsque vous faites un jeûne intermittent.

Le plus grand avantage du Bulletproof Coffee est son énergie. Vous bénéficiez non seulement de la caféine contenue dans le café, mais aussi de l'huile MCT. L'huile MCT est l'huile à absorption la plus rapide qui soit, ce qui en fait le complément parfait du café. Elle favorise les corps cétoniques, qui sont le meilleur carburant pour votre cerveau.

La deuxième raison est que vous vous sentirez rassasié pendant longtemps. Les graisses de haute qualité dans le beurre et l'huile TCM saturent pendant une longue période et surtout avec un régime cétogène, ce Bulletproof Coffee se distingue par le fait qu'il favorise la production de corps cétoniques et remplace votre petit déjeuner.

Avec le Bulletproof Coffee, je trouve le moment le plus productif de la journée environ une heure après avoir bu ma tasse de café au beurre. Je me sens alors toujours éveillé, attentif et je peux me concentrer de manière optimale sur ma tâche.

Vous devez savoir qu'avant de boire du café Bulletproof.

- **Le café n'est pas le même café.** Consommer un café de mauvaise qualité peut avoir un impact négatif sur votre énergie, déclencher des fringales et vous faire sentir fatigué et irritable. Le café biologique de haute qualité, en revanche, vous donne la meilleure énergie possible sans le café.

- **N'utilisez que du beurre biologique.** Le beurre ordinaire a une composition en graisses différente qui ne se mélange pas aussi bien et n'a pas le même goût qu'un beurre biologique de haute qualité. Un beurre de qualité biologique est également meilleur dans la composition des nutriments essentiels dont votre corps et votre cerveau ont besoin pour fonctionner au mieux.

- **L'huile MCT est meilleure que l'huile de coco ordinaire :** L'huile MCT augmente l'énergie et les fonctions cérébrales. Si cela ne vous suffit pas, elle aide également votre corps à générer de l'énergie à partir des graisses plutôt que des glucides et vous transforme en une machine à brûler les graisses. L'huile de noix de coco normale ne contient qu'environ 20 % de triglycérides à chaîne moyenne (TCM). Une huile MCT est composée d'acide caprylique pur (C8), la forme la plus précieuse mais aussi la plus rare des acides gras à chaîne moyenne. L'acide caprylique est le plus rapidement métabolisé et forme la plupart des cétones .

● **Commencez lentement et progressez progressivement :** Si vous avez été pauvre en graisses ou végétarien pendant un certain temps, augmentez lentement votre consommation de graisses. Une cuillère à café de beurre est suffisante pour commencer. Chaque jour, augmentez un peu plus les graisses saines et diminuez les glucides. Il faudra peut-être quelques semaines pour que votre corps s'y habitue. Mais ne vous avisez pas d'utiliser un substitut de beurre allégé.

● **Sans sucre :** Si vous aimez votre café Bulletproof un peu plus sucré, vous pouvez utiliser du xylitol, de l'érythritol ou de la stévia. Mais pas de sucre ni de miel !

Quel est l'effet du café Bulletproof ?

Il s'avère que le café, le beurre et l'huile MCT sont une combinaison parfaite et que ces ingrédients se complètent parfaitement. Voici quelques-uns des avantages et des effets du Bulletproof Coffee :

Les grains de café augmentent votre énergie et votre puissance cérébrale

Le café n'a pas seulement bon goût, il contient également de nombreux nutriments essentiels tels que les vitamines B, le potassium et le manganèse.

Le café contient de nombreux antioxydants qui réduisent le risque de maladies dégénératives chroniques et maintiennent le cerveau en forme :

Les autres effets positifs des grains de café sont :

- **Un meilleur cerveau :** Les bioflavonoïdes contenus dans le café peuvent même vous rendre plus intelligent en renforçant le réseau de neurones dans le cerveau. Cela signifie que les cellules de votre cerveau communiquent plus rapidement, de sorte que vos pensées viennent plus vite et que vous vous souvenez mieux.

- **Vous êtes plus heureux :** certains signes indiquent que quelques tasses de café par jour peuvent améliorer votre humeur et votre vigilance.

- **Une meilleure forme physique et moins de graisse corporelle :** la caféine peut augmenter votre endurance, ce qui vous permet d'être plus actif et de faire de l'exercice. La caféine contenue dans le café peut également stimuler votre métabolisme et vous aider à brûler les graisses.

Mais aucun de ces avantages ne signifie grand-chose si vous buvez le mauvais type de café.

Tout comme les aliments que vous donnez à votre corps, la qualité de votre café compte aussi. Les grains de café certifiés biologiques vous donnent l'avantage mental et l'énergie dont vous avez besoin pour "hacker" vos performances mentales.

Le beurre biologique fournit des graisses et des nutriments de haute qualité

Les bonnes graisses vous donnent de l'énergie pendant des heures, équilibrent les hormones et améliorent les performances cognitives de votre cerveau.

Avec le beurre, vous obtiendrez non seulement des acides gras essentiels et d'autres nutriments, mais avec la recette Bulletproof, vous obtiendrez également la tasse de café la plus crémeuse que vous ayez jamais bue.

Le beurre que vous ajoutez à votre café Bulletproof est important ! Le beurre biologique provenant de vaches de race Irish Willow, où les vaches mangent de l'herbe au lieu de maïs, est plus sain que le beurre provenant de vaches nourries aux céréales et aux concentrés artificiels.

Le beurre provenant de vaches élevées en pâturage contient davantage de nutriments essentiels. Votre corps a besoin de bonnes graisses pour l'équilibre hormonal et la santé du cerveau. Mais les acides gras oméga-3, le bêta-carotène, les vitamines liposolubles A, D, E et K, le CLA (un acide gras brûlant les graisses) et les antioxydants sont également abondants.

Le beurre est bon pour le cerveau et la digestion. Le beurre de pâturage est riche en butyrate, un acide gras à chaîne courte qui peut prévenir et soulager l'inflammation. Des niveaux élevés d'inflammation sont associés à tout, de la dépression au cancer, donc moins il y a d'inflammation, mieux c'est.

L'huile MCT fournit la meilleure énergie possible à votre cerveau sans provoquer d'accident.

L'huile MCT est un élément important du café Bulletproof. Elle est importante car elle favorise la production de corps cétoniques et constitue le meilleur carburant pour votre cerveau.

En raison de la structure moléculaire de l'huile MCT, dans votre café du matin, elle vous aide à calmer votre faim, à perdre de la graisse corporelle et à faire fonctionner votre cerveau plus rapidement. Elle est plus de 4 fois plus efficace que l'huile de noix de coco ordinaire pour augmenter les niveaux de cétone. Cela amène votre corps à utiliser la graisse comme source d'énergie au lieu des glucides et des sucres. Cela vous rendra plus concentré et vos performances mentales s'amélioreront ainsi que votre mémoire.

Les autres avantages de l'huile MCT sont :

- **Réduire votre faim :** L'huile MCT supprime la production de ghréline , l'hormone responsable de notre faim. Elle augmente également l'hormone de la satiété, la CCK. Le résultat est que vous vous sentez rassasié et plein d'énergie pendant des heures avec un peu d'huile MCT.

- **Vous perdez du poids :** la quantité accrue de cétone résultant de la prise d'huile MCT augmente votre métabolisme, vous empêche de stocker les graisses dans le corps et brûle la graisse que vous avez déjà sur les hanches.

- **Vous pouvez réfléchir plus rapidement** : les triglycérides à chaîne moyenne contenus dans l'huile MCT se transforment en cétones en quelques minutes. Ces cétones fournissent à votre cerveau un accès quasi instantané à l'énergie. Vous sentirez comment votre cerveau s'active et le "brouillard cérébral" disparaît au profit d'une pensée claire et rapide. Essayez-le et vous le ressentirez vous-même !

C'est pourquoi le café Bulletproof fonctionne si bien.

Si vous buvez une seule tasse, vous vous sentez rassasié pendant des heures et la fâcheuse envie de manger quelque chose disparaît. Pendant ce temps, la combustion des graisses bat son plein.

Un café Bulletproof sans beurre ?

Le Bulletproof Coffee original est un mélange d'huile MCT et de beurre biologique naturel.

Les graisses saines qui sont mélangées au café vous rassasient pour longtemps, stimulent votre métabolisme et votre combustion des graisses. En outre, l'huile MCT et les graisses du beurre aident à métaboliser la caféine du café plus lentement, évitant ainsi les chutes d'insuline qui sont souvent causées par la prise de caféine.

Tout cela semble bien, sauf que la boisson contient du beurre. Du beurre dans le café ? En tant que végétalien, pas question !

Malgré les bienfaits du beurre pour la santé, il est toujours riche en cholestérol et provient de vaches laitières, dont on sait qu'elles ne sont pas la meilleure source de nutriments.

La bonne nouvelle est que vous n'avez pas besoin de beurre pour apprécier le Bulletproof Coffee.

Préparation du Bulletproof Coffee sans beurre (pour les végétaliens)

<u>Ingrédients :</u>

- Un café biologique de votre choix.
- 1 cuillère à café d'huile ou de beurre de coco biologique.
- 1 à 2 cuillères à soupe de lait non laitier (le lait de coco non sucré ou le lait d'amande non sucré fonctionnent très bien).
- De la vanille fraîchement moulue, si vous le souhaitez.
- Stevia, si vous l'aimez plus sucré (pas d'édulcorant sucré !).
- Facultatif : 1 cuillère à café ou poudre de cacao et un peu de cannelle.

<u>Préparation :</u>

1. Préparez d'abord le café.

2. Mettez le café chaud et les autres ingrédients dans le blender.

3. Mixez pendant au moins 30 secondes. Cela rend le café mousseux et mélange parfaitement les ingrédients. Ne mélangez pas simplement les ingrédients dans une tasse de café chaud, cela ne fonctionnera pas.

4. Dégustez votre café Bulletproof végétalien sans beurre.

Le Bulletproof Coffee fonctionne-t-il aussi bien sans beurre ?

Vous devez l'essayer par vous-même et voir comment cela fonctionne pour vous. Certaines personnes peuvent très bien gérer beaucoup de graisse tandis que d'autres ont un temps difficile. J'ai moi-même essayé cette recette plusieurs fois et je peux vous assurer que votre concentration et votre énergie s'amélioreront considérablement avec le café Bulletproof du matin. Commencez par un apport modéré en graisses et prenez le reste de vos graisses saines pendant le reste de la journée.

D'autres graisses, comme l'huile d'olive ou le beurre de noix, ne sont pas recommandées (et n'ont probablement pas bon goût) parce qu'elles ne contiennent pas de graisses MCT comme la noix de coco ou l'huile MCT.

Conclusion :

Depuis quelques mois, je bois mon "Bulletproof Coffee" le matin. C'est mon petit-déjeuner, pour ainsi dire. Avec mon régime cétogène, c'est le café parfait pour le petit déjeuner -

mais sans le pic d'insuline et le crash que les fruits, les smoothies, les céréales ou les produits de boulangerie provoqueraient. De plus, toutes les graisses saines provenant du beurre biologique et de l'huile MCT vous permettent de vous sentir rassasié et plein d'énergie pendant des heures.

La meilleure façon de savoir si le café Bulletproof fonctionne pour vous est de l'essayer vous-même. Ainsi, vous pourrez intégrer le café Bulletproof dans votre journée pour une énergie et une concentration illimitées :

> 1. Achetez des grains de café de culture biologique, du beurre non salé biologique provenant de vaches élevées en pâturage et de l'huile MCT de haute qualité.

> 2. Remplacez votre petit-déjeuner habituel par un café infaillible pendant environ une semaine. Votre corps peut avoir besoin d'un peu de temps pour s'habituer à brûler les graisses pour l'énergie au lieu du sucre et des glucides.

> 3. Mangez votre déjeuner et votre dîner comme d'habitude ou seulement lorsque vous avez faim.

> 4. Combinez votre café Bulletproof avec un régime cétogène et un intervalle de jeûne pour de meilleurs résultats.

> 5. Profitez de la perte de graisse, du tonus et de la performance globale.

Partie 4 : 30 Recettes Végétariennes

Recette de Salade végétarienne Keto Club

Être céto ne doit pas être difficile pour tout végétarien ! Que vous pratiquiez le régime céto depuis un certain temps ou que vous veniez de le changer, vous pouvez avoir l'impression que toutes les recettes que vous rencontrez sont trop lourdes et contiennent très peu de légumes. Si vous avez l'habitude de manger des fruits et des légumes, cela vous donnera certainement l'impression de manquer quelque chose et peut-être même d'avoir envie de cette texture fraîche et croquante. Ma solution ? La salade club céto, simple mais ô combien nourrissante !

Recette 1

Temps de préparation: 10 min 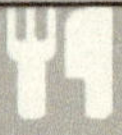 **Temps de cuisson:** 10 min

DESCRIPTION:

Oui, c'est différent d'un club sandwich traditionnel ou même d'une salade club, mais les saveurs vous feront grignoter des légumes sans perdre le pain ou la viande ! Il y a quelques éléments clés pour faire une bonne salade : le facteur croquant, la vinaigrette crémeuse et salée et le goût. Cette salade est garnie de laitue romaine croquante et de concombre et équilibrée par des cubes de cheddar, un œuf dur et une vinaigrette crémeuse à base de mayonnaise. Puis le coup de fouet épicé de la moutarde de Dijon fait exploser les saveurs de cette salade.

Surpris que je puisse être si excité par une simple salade ? Moi aussi ! Vous pouvez certainement ajouter de la viande à ce plat, mais l'équilibre des saveurs est excellent sans cela ! Le nombre de calories de cette salade est élevé en raison de la richesse de la vinaigrette et du fromage. Elle est riche en graisses et pauvre en protéines, elle est donc parfaite pour un déjeuner ou un dîner céto !

INGRÉDIENTS

- 2 cuillères à soupe de crème sure
- 2 cuillères à soupe de mayonnaise
- ½ cuillère à café de poudre d'ail
- ½ cuillère à café de poudre d'oignon
- 1 cuillère à café de persil séché
- 1 cuillère à soupe de lait
- 3 gros œufs durs, tranchés
- 100 g fromage cheddar, en cubes
- 3 tasses de laitue romaine, déchirée en morceaux
- 120g de tomates cerises, coupées en deux
- 250g de concombre en dés
- 1 cuillère à soupe de moutarde Dijon

INSTRUCTIONS:

- Préparer la vinaigrette en mélangeant la crème sure, la mayonnaise et les herbes séchées jusqu'à consistance lisse.
- Ajouter une cuillère à soupe de lait et mélanger. Si la vinaigrette semble trop épaisse, ajoutez une autre cuillère à soupe de lait. Si vous le faites, n'oubliez pas d'ajouter une autre cuillère à soupe de lait au compte final de lipides, protéines et glucides !
- Superposez votre salade avec les légumes frais, le fromage et les œufs en tranches. Ajoutez une cuillerée de moutarde de Dijon au centre.
- Arrosez avec la vinaigrette préparée, environ 2 cuillères à soupe pour une portion, puis mélangez pour enrober.

Cela donne un total de 3 portions individuelles de salade végétarienne Keto Club avec 2 cuillères à soupe de vinaigrette par portion.

- NUTRITION:
    o Calories: 329,67
    o Sucre: 0 g
    o Graisse: 26.32 g
    o Glucides: 4,83 g
    o Fibre: 0 g
    o Protéines: 16.82 g

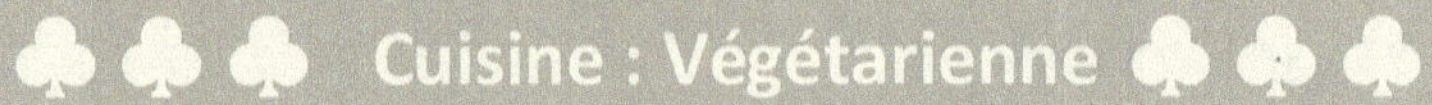

Temps de préparation: 10 min **Temps de cuisson:** 20 min

DESCRIPTION:

Nous aimons tous la pizza. Préparez une pizza vegan qui respecte les conditon de régime céto

INGRÉDIENTS

Base de pizza

- 150g Graines de tournesol
- 150g Graines de lin moulues
- 2C à s d'huile de colza
- 6 Olives noires
- 1gousse Ail
- Herbes fraîches
- 1pincée Sel

INSTRUCTIONS:

- Versez tous les ingrédients dans un blender afin d'obtenir une farine assez fines. Ajoutez 200 à 350 ml d'eau de façon à obtenir une pâte malléable.
- Etalez-la sur du papier sulfurisé. Laissez reposer quelques heures au réfrigérateur.
- Garnissez avec de la sauce tomate maison : 2 tomates fraiches bien mûres + 4 tomates séchées

et réhydratées dans de l'huile de colza + 1 gousse d'ail et quelques de basilic frais + le jus de 1 citron, + 1 pincée de sel)
- Ajoutez du fromage vegan, des olives noires dénoyautées et des herbes fraîches (origan, basilic, thym...).

Muffins au petit déjeuner Keto

Recette 3

Temps de préparation: 10 min **Temps de cuisson:** 10 min

DESCRIPTION:

La citrouille n'est pas seulement une recette inspirée de l'automne, elle peut également être ajoutée aux produits de boulangerie pour une humidité et des fibres supplémentaires. Ces muffins de petit-déjeuner céto sont riches, copieux et humides, faibles en glucides et riches en fibres, grâce à leur base de graines de lin et à des ingrédients sains. Chacun offre une riche saveur de chocolat noir avec un soupçon de caramel (grâce au sirop sans sucre de Torani !). Ils constituent un excellent moyen de commencer la journée et de vous rassasier jusqu'à l'heure du déjeuner. Si vous n'avez pas d'amandes effilées, des noix ou des pacanes concassées mélangées à la pâte vous donneront une saveur authentique de brownie ! Si vous en avez assez des muffins qui se transforment en pierre ou qui se dessèchent après quelques heures, essayez ceux-ci.

Ils sont très simples à faire et sont vraiment faciles à préparer pour un petit-déjeuner à emporter. Si vous ne voulez pas utiliser le sirop sans sucre Torani, vous pouvez toujours créer votre propre sirop d'érable à faible teneur en glucides à ajouter à la pâte. Vous pouvez également utiliser votre sirop à faible teneur en glucides préféré pour changer la base de la saveur comme vous le souhaitez.

- 250 g de repas de graines de lin doré
- 60 g de poudre de cacao
- 1 cuillère à soupe de cannelle
- ½ cuillère à soupe de levure chimique
- ½ cuillère à café de sel
- 1 gros œuf
- 2 cuillères à soupe d'huile de noix de coco
- 65 ml de sirop de caramel sans sucre
- 130 ml de purée de citrouille
- 1 cuillère à café d' extrait de vanille
- 1 cuillère à café de vinaigre de cidre
- 60 g d' amandes effilées

INSTRUCTIONS:

1. Préchauffez votre four à 350° F et combinez tous les ingrédients dans un bol profond et mélangez.
2. un moule à muffins de 6 doublures en papier et placez environ 60g de pâte dans chaque luffin.
3. Saupoudrez les amandes effilées sur le dessus de chaque muffin et appuyez doucement pour qu'elles adhèrent.
4. Faites cuire au four pendant environ 15 minutes. Vous devriez voir les muffins se soulever et se figer sur le dessus.

NUTRITION: cela fait un total de 6 muffins Keto Brownie.

Chaque muffin contient : *Sucre: 0 g Graisse: 14.09 g*

Glucides: 4,37 g Fibre: 0 g Protéines: 6.98

Salade de légumes grillés et frites de fromage de chèvre

Temps de préparation: 10 min **Temps de cuisson:** 10 min

DESCRIPTION:

Si vous cherchez quelque chose de copieux et de chaud, mais qui vous donne quand même le resserrement dont vous avez besoin avec les légumes, je vous recommande vivement de faire cette salade tout de suite ! Sans parler de la piqûre d'un poivron légèrement carbonisé associé à la mignonnerie crémeuse et acidulée du fromage de chèvre à moitié fondu. On a l'impression de manger autre chose qu'une salade céto saine. Les champignons sont également légèrement carbonisés pour donner une belle saveur umami. Vous vous demanderez pourquoi vous avez déjà mangé une autre salade et comment vous pouvez carboniser plus de légumes et manger des salades chaudes tous les jours jusqu'à la fin des temps.

Voici comment vous pouvez y arriver avec très peu d'efforts : conservez du fromage de chèvre et des graines pour pouvoir préparer le fromage à l'avance et les conserver au réfrigérateur. Une fois que vous êtes prêt à faire griller vos légumes, vous pouvez sortir quelques médaillons et avoir une délicieuse salade de fromage de chèvre frit en moins de deux minutes. Si vous habitez près d'un supermarché qui vend l'assaisonnement "tout sauf le bagel", c'est un échange parfait pour la croûte de fromage de chèvre frit ! C'est simple comme bonjour !

Donne 2 portions individuelles de salade de légumes grillés et de salade de fromage de chèvre frit.

INGRÉDIENTS

- 2 cuillères à soupe de graines de pavot
- 2 cuillères à soupe de graines de sésame
- 1 cuillère à café de flocons d'oignon
- 1 cuillère à café de flocons d'ail
- 120 g de fromage de chèvre, coupé en médaillons de 4 .
- 1 poivron rouge moyen , épépiné et coupé en 8 morceaux
- 120 g de champignons portobello pour bébés, tranchés
- 800 g de roquette, réparties entre deux bols
- 1 cuillère à soupe d' huile d'avocat

INSTRUCTIONS:

1. Mélanger les graines de pavot et de sésame, l'oignon et les flocons d'ail dans un petit plat.
2. Enrober chaque morceau de fromage de chèvre des deux côtés. Asseoir et placer au réfrigérateur jusqu'à ce que vous soyez prêt à faire frire le fromage.
3. Préparer une poêle avec un spray antiadhésif et la chauffer à feu moyen. Faites griller les poivrons et les champignons des deux côtés, jusqu'à ce que les

morceaux commencent à noircir et que le poivron ramollisse. Ajoutez-les aux bols de roquette.

4. Placez le fromage de chèvre froid dans la poêle et faites-le frire de chaque côté pendant environ 30 secondes. Il fond rapidement, alors soyez doux lorsque vous retournez chaque morceau !

5. Ajouter le fromage à la salade et arroser d'huile d'avocat. Servez chaud !

NUTRITION:

Cela donne 2 portions de salade de légumes grillés et de salade de fromage de chèvre frit. Chaque portion contient calories, 27,61 g de matières grasses, 7,08 g de glucides nets et 16,09 g de protéines.

1. Calories: 350 kcal
2. Sucre: 0 g
3. Graisse: 27.61 g
4. Glucides: 7,08 g
5. Fibre: 0 g
6. Protéines: 16.09 g

 Cuisine : Végétarienne 

Salade croustillante au tofu et au bok choy

Recette 5

Temps de préparation: 10 min **Temps de cuisson:** 10 min

DESCRIPTION:

Le tofu cuit au four est merveilleux. Au lieu de la bouillie molle, gluante et sans saveur que les gens décrivent habituellement, vous obtenez un petit cube riche, savoureux et croustillant à l'extérieur. C'est presque comme ajouter des croutons à la viande à une salade - une expérience réjouissante pour moi.

Le pak-choï est un légume que j'ai mangé dans le passé et avec lequel je n'ai pas eu la meilleure expérience. La dernière fois que je m'en suis souvenu, c'était pour un dîner chez mon frère, qui essayait de faire un sauté asiatique. Le bok choy était à la fois caoutchouteux et aqueux et m'a fait rester à l'écart pendant quelques années. Mais le bok choy cru est fantastique ! Il est très croquant, apporte un goût amer distinct à la fête et équilibre vraiment tout dans cette salade.*3 portions de tofu croustillant et de salade Bok Choy*

INGRÉDIENTS

Tofu au four

- 45Og de tofu extra ferme
- 1 cuillère à soupe de sauce soja

- 1 cuillère à soupe d'huile de sésame
- 1 cuillère à soupe d' eau
- 2 cuillères à café d' ail émincé
- 1 cuillère à soupe de vinaigre de vin de riz
- Jus ½ citron

Salade Bok Choy

- 280g bok choy
- 1 tige d'oignon vert
- 2 cuillères à soupe de coriandre hachée
- 3 cuillères à soupe d' huile de noix de coco
- 2 cuillères à soupe de sauce soja
- 1 cuillère à soupe de sambal olek
- 1 cuillère à soupe de beurre d'arachide
- Jus ½ citron vert
- 7 gouttes de stevia liquide

INSTRUCTIONS:

Commencez par appuyer sur le tofu. Placez le tofu dans une serviette et posez un objet lourd dessus (comme une poêle en fonte). Le séchage prend environ 4 à 6 heures et vous devrez peut-être remplacer l'éponge à la moitié de la cuisson.

1. Une fois le tofu pressé, travaillez sur votre marinade. Mélangez tous les ingrédients de la marinade (sauce soja, huile de sésame, eau, ail, vinaigre et citron).
2. Coupez le tofu en carrés et placez-le dans un sac en plastique avec la marinade. Laissez-le mariner pendant au moins 30 minutes, mais de préférence toute la nuit.

3. Préchauffer le four à 350° F. Placer le tofu sur une plaque à pâtisserie recouverte de papier parchemin (ou silpat) et faire cuire pendant 30 à 35 minutes.
4. Pendant que le tofu cuit, commencez à préparer la salade de bok choy. Hacher la coriandre et les oignons de printemps.
5. Mélangez tous les autres ingrédients (sauf le jus de citron vert et le bok choy) dans un bol. Ajoutez ensuite la coriandre et l'oignon vert. Remarque : vous pouvez chauffer l'huile de coco au micro-ondes pendant 10 à 15 secondes pour qu'elle fonde.
6. Une fois que le tofu est presque cuit, ajoutez le jus de citron vert à la vinaigrette et mélangez.
7. Couper le bok choy en petites tranches, comme un chou.
8. Retirez le tofu du four et assemblez votre salade avec le tofu, le bok choy et la vinaigrette. Amusez-vous bien !

NUTRITION:

Calories: 398,59 kcal - *Sucre:* 0 g - *Graisse:* 30.43 g - *Glucides:* 6,68 g - *Fibre:* 0 g - *Protéines:* 24,11 g

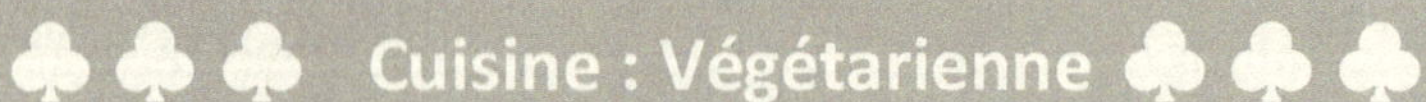

Tofu et aubergine végétalien au sésame

Temps de préparation: 10 min **Temps de cuisson:** 10 min

DESCRIPTION:

Cette recette de tofu et aubergines au sésame est un déjeuner végétalien léger et surprenant. L'aubergine est coupée en julienne et mélangée à une marinade épicée de style asiatique avant d'être cuite en nouilles molles. Les tranches de tofu sont incrustées de graines de sésame, puis saisies à la poêle et caramélisées avec de la sauce soja. Cette recette est composée de deux éléments, elle prend donc un peu de temps à préparer mais reste relativement rapide. J'ai inclus des instructions pour garder vos nouilles au chaud pendant que vous faites frire les tranches de tofu. Si vous prévoyez de manger une portion et de garder le reste pour plus tard, vous pouvez sauter cette étape.

4 portions de Tofu au sésame et aubergines végétaliennes

INGRÉDIENTS

- 350g de tofu ferme
- 31g de coriandre hachée
- 3 cuillères à soupe de vinaigre de riz
- 4 cuillères à soupe d'huile de sésame grillé
- 2 gousses d'ail, hachées finement
- 1 cuillère à café de flocons de piment rouge broyé
- 2 cuillères à café de confiseurs Swerve

- 1 aubergine entière (458 g)
- 1 cuillère à soupe d'huile d'olive
- Sel et poivre au goût
- 60 g de graines de sésame
- 60 ml de sauce de soja

INSTRUCTIONS:

1. Préchauffez le four à 200° F. Retirez le bloc de tofu de son emballage et enveloppez-le dans du papier absorbant. Placez une assiette sur le dessus et l'alourdir. J'ai utilisé une très grande boîte de légumes sur cette photo, mais vous pouvez utiliser ce que vous voulez. Laissez le tofu reposer pendant un moment pour faire sortir une partie de l'eau.

2. Placez environ 30 g de coriandre, 3 cuillères à soupe de vinaigre de riz, 2 cuillères à soupe d'huile de sésame grillé, l'ail émincé, les flocons de piment rouge écrasés et tourbillonnez dans un grand bol de mélange. Fouetter ensemble.

3. Peler et couper l'aubergine en julienne. Vous pouvez les couper en julienne à la main, comme je l'ai fait, ou utiliser une mandoline munie d'un dispositif de coupe en julienne pour obtenir des "nouilles" plus précises. Mélanger l'aubergine avec la marinade.

4. Ajouter la cuillère à soupe d'huile d'olive dans une poêle à feu moyen-doux. Faire cuire l'aubergine jusqu'à ce qu'elle ramollisse. L'aubergine va absorber tous les liquides, donc si vous avez du mal à adhérer à la poêle, n'hésitez pas à ajouter un peu plus d'huile de sésame ou d'olive. Veillez simplement à ajuster votre suivi nutritionnel.

5. Éteignez le four. Incorporez le reste de la coriandre dans l'aubergine, puis transférez les nouilles dans un plat allant au four. Couvrir d'un couvercle ou d'une feuille d'aluminium et mettre au four pour garder au chaud. Essuyez le plat et remettez-le sur la cuisinière pour le réchauffer.

6. Déballez le tofu et coupez-le en 8 tranches. Répartir les graines de sésame sur une assiette. Presser les deux côtés de chaque morceau de tofu dans les graines.

7. Ajouter 2 cuillères à soupe d'huile de sésame dans la poêle. Faites frire les deux côtés du tofu pendant 5 minutes ou jusqu'à ce qu'ils commencent à être croustillants. Versez les 60ml de sauce soja dans la poêle et arrosez les morceaux de tofu. Faites cuire jusqu'à ce que les tranches de tofu soient dorées et caramélisées par la sauce soja.

8. Retirez les nouilles du four et placez le tofu sur le dessus.

NUTRITION:

1. *Calories: 329,67 kc*
2. *Sucre:* 0 g
3. *Graisse:* 26.32 g
4. *Glucides:* 4,83 g
5. *Fibre:* 0 g
6. *Protéines:* 16.82 g

Rouleaux de courgette et pesto d'avocat à la noix

Temps de préparation: 10 min **Temps de cuisson:** 10 min

DESCRIPTION:

Les nouilles de courgette sont le Saint Graal des solutions cétogènes pour le dîner depuis des années, et heureusement, elles sont de plus en plus délicieuses, sans parler de leur côté pratique. Malheureusement, pour faire des "zoodles", il faut souvent une machine à faire des nouilles de courgette sophistiquée que vous ne pourrez peut-être pas vous procurer. La solution ? Des rubans de courgettes ! Attachez-les avec ce génial pesto à l'avocat et aux noix et vous obtenez un plat extraordinaire ! Le pesto est par définition une sauce à base de basilic, de pignons de pin et d'une bonne dose d'huile d'olive. Cette recette réduit la quantité d'huile et ajoute une texture crémeuse à cette sauce à base de céto.

Recette pour 2 portions de rubans de courgettes au pesto d'avocat et de noix.

INGRÉDIENTS

Rubans de courgettes

- 3 courgettes moyennes
- ½ cuillère à café de sel

Pesto d'avocat Aux Noix

- ½ gros avocat
- 120 g de feuilles de basilic frais
- 30g de noix
- 2 gousses d' ail pelées
- ½ gros citron
- 30g de parmesan râpé
- 125 ml d' eau, si nécessaire *

Autre

- 1 cuillère à soupe d'huile d'olive
- 5-6 feuilles de basilic frais, pour garnir
- Sel et poivre au goût
- Option: assaisonnement à l'italienne *

* Selon la maturité de l'avocat, utilisez 125 ml d'eau pour lisser votre sauce dans le mélangeur. J'ai utilisé l'assaisonnement à l'italienne comme garniture, car tout est bon au goût.

INSTRUCTIONS:

1. Coupez les courgettes en rouleaux délicats à l'aide d'un épluche-légumes ou d'un coupe-mandoline, en veillant à ne pas éplucher les graines.
2. Placez les rouleaux dans une passoire et mélangez-les avec du sel. Laissez reposer pendant que vous préparez le pesto d'avocat.
3. Rassemblez les ingrédients du pesto d'avocat et de noix. Cela comprend l'avocat, le basilic, les noix, l'ail, le citron et le fromage.

4. Ajoutez tous les ingrédients dans le robot culinaire et mixez jusqu'à ce que la sauce soit lisse. Ajoutez de l'eau pour fluidifier la sauce si nécessaire.

5. Graisser une poêle avec 1 cuillère à soupe d'huile d'olive et la porter à feu moyen.

6. Faire sauter les rouleaux de courgettes pendant 3 à 5 minutes ou jusqu'à ce qu'ils commencent à ramollir. Retirer du feu.

7. Verser le pesto à la cuillère sur les rouleaux de courgette et remuer délicatement pour les enrober.

8. Servir en deux portions de fantastiques rouleaux de légumes tournés. Garnir de basilic frais et de fromage parmesan râpé.

NUTRITION:

Cela donne un total de 2 portions de rubans de courgette avec pesto d'avocat et de noix. Chaque portion contient :

- 325,5 calories,
- 26,08 g de matières grasses,
- 11,46 g de glucides nets
- 10,65 g de protéines.

Macaroni au fromage à faible teneur en glucides

Temps de préparation: 10 min **Temps de cuisson:** 10 min

DESCRIPTION:

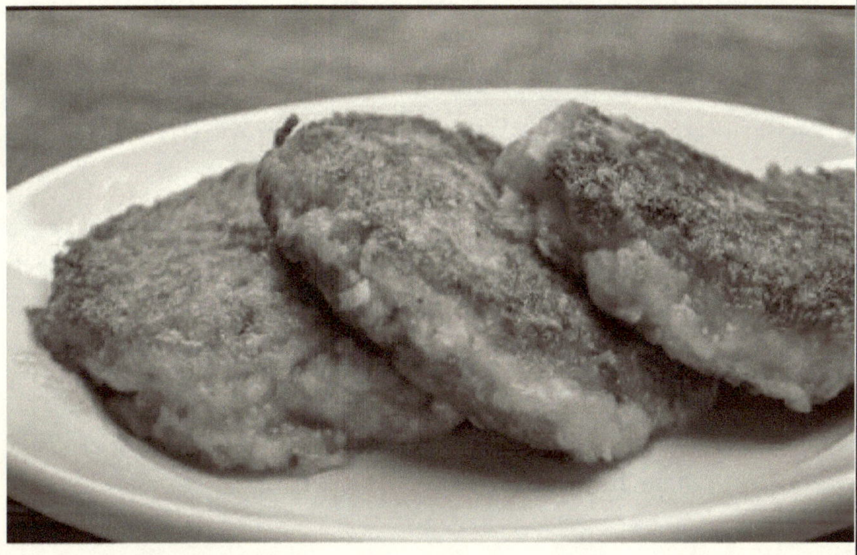

INGRÉDIENTS

- 1 chou-fleur moyen , grillé
- 280g de fromage cheddar râpé
- 3 gros oeufs
- 2 cuillères à café de paprika
- 1 cuillère à café de curcuma

- ¾ cuillère à café de romarin

INSTRUCTIONS:

1. Préparez votre tête de chou-fleur. Nous devons le préparer avant de le déchirer. Mac et fromage frits.
2. Coupez votre chou-fleur en fleurons, en veillant à retirer l'excès de tige. Mac et fromage.
3. Ajoutez le chou-fleur à votre robot et mixez jusqu'à obtenir la consistance d'un riz à grains courts. Macaronis au fromage.
4. Mettez votre chou-fleur dans un bol allant au micro-ondes et faites-le cuire au micro-ondes pendant 5 à 7 minutes.
5. Une fois que c'est fait dans le micro-ondes, nous voulons enlever tout l'excès d'humidité. Je pose mon chou-fleur sur un torchon de cuisine pour l'essorer. Vous aurez du "jus" de chou-fleur partout sur le torchon, vous devrez donc le laisser dans le torchon après. Si vous ne voulez pas faire ça, vous pouvez aussi le faire avec des essuie-tout. Mac et fromage frits.
6. Une fois que le chou-fleur est dans la serviette en papier, enroulez-la et appliquez une pression (tout le poids de votre corps) sur le chou-fleur. Essayez d'extraire le plus d'humidité possible du chou-fleur. Macaronis au fromage frits.
7. Une fois que vous avez terminé, retirez le chou-fleur "essoré" de l'essuie-tout et placez-le dans un bol.

Assurez-vous qu'il est à température ambiante à ce stade. Mac et fromage frits.

8. Ajoutez vos œufs UN PAR UN au chou-fleur. Il ne faut pas que le mélange soit trop liquide ! Gardez à l'esprit que je n'ai fait qu'un tiers de la recette. Mac et Fromage Fry.

9. Ajoutez votre fromage. Frites de macaronis au fromage.

10. Enfin, vos épices pour chou-fleur - curcuma, romarin et paprika. Mac et fromage frit.

11. Mélangez bien le tout en utilisant vos mains si vous le souhaitez. Je préfère utiliser mes mains car je peux obtenir un mélange bien équilibré. Mac et fromage.

12. Dans une casserole, faites chauffer l'huile d'olive et l'huile de coco à feu vif jusqu'à ce qu'elles soient très chaudes.

13. Formez votre boule avec le mélange de chou-fleur, puis aplatissez-la dans la paume de votre main. Mac et fromage frits.

14. Ajoutez vos " galettes " de chou-fleur dans l'huile chaude et réduisez le feu à moyen-élevé. Macaronis au fromage frits.

15. Laissez-les obtenir un côté croustillant avant de les retourner. Frites de macaronis au fromage.

16. Continuez à les cuire jusqu'à ce qu'elles soient croustillantes des deux côtés. Frites de macaronis au fromage.

17. C'est terminé ! Servez-les sur un lit d'épinards ou comme en-cas. Elles sont absolument délicieuses !

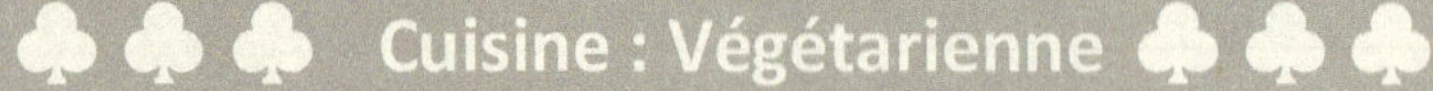

- 39,67 calories,
- 2,71 g de matières grasses,
- 0,96 g de glucides nets
- 2,59 g de protéines.

♣ ♣ ♣ **Cuisine : Végétarienne** ♣ ♣ ♣

Galette de tomates, basilic et mozzarella

Recette 9

Temps de préparation: 10 min 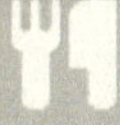 **Temps de cuisson:** 10 min

DESCRIPTION:

La beauté d'une galette est qu'elle n'a pas besoin d'être belle pour être délicieuse. En fait, plus elles sont rustiques, plus elles ont l'air amateur. Cette méthode de croûte imparfaite est idéale pour les pâtisseries sans gluten, car elle est si indulgente en apparence et polyvalente en termes de garnitures. Vous pouvez utiliser une galette sucrée et la garnir de fruits à faible teneur en glucides, ou même une garniture sucrée à base de fromage frais, mais aujourd'hui, je veux partager avec vous une variété salée garnie de fromage qui vous donnera l'impression de manger la vraie chose. Deal....mais sans tous ces glucides gênants ! Cette savoureuse galette a une croûte épaisse, croustillante et beurrée, avec un soupçon de parmesan et un peu du liquide réservé à la mozzarella. J'aime ajouter le liquide de ma mozzarella emballée à la pâte ou à la croûte, car il donne un coup de pouce à la saveur.

INGRÉDIENTS

- 250g de farine d'amande
- 1 gros œuf
- 3 cuillères à soupe de mozzarella liquide
- 1 cuillère à café de poudre d'ail
- 40g de parmesan râpé

- 2 cuillères à soupe de pesto
- 3-4 feuilles de basilic frais
- ½ de perles de Mozzarella *
- 3-4 tomates cerises

INSTRUCTIONS:

1. Chauffer le four à 375° F et tapisser une plaque à biscuits de papier parchemin. Vaporisez le tout d'un aérosol antiadhésif. Combiner la farine d'amande, la poudre d'ail et le jus de mozzarella dans un bol et remuer doucement. Gâteau de tomates au basilic et à la mozzarella

2. Ajouter l'œuf et le parmesan, puis bien mélanger jusqu'à ce que la pâte se forme. Gâteau aux tomates, basilic et mozzarella

3. Formez une grosse boule avec le mélange de pâte et placez-la sur le papier sulfurisé préparé. Gâteau aux tomates, basilic et mozzarella

4. Pressez la boule de pâte en un cercle, en veillant à ce que l'épaisseur reste régulière. Elle doit presser environ ½ pouce d'épaisseur. Elle peut être collante. Humidifier vos mains avec un peu d'eau peut aider à empêcher vos doigts de se soulever avec la croûte. Galette de tomates au basilic et à la mozzarella

5. Étaler le pesto uniformément sur le centre de la croûte, en laissant de la place pour replier les bords. Superposer la mozzarella, les feuilles de basilic et les tomates. Galette de tomates au basilic et à la mozzarella

6. À l'aide du bord du papier sulfurisé, repliez les bords de la croûte sur la garniture. Travaillez en cercle autour du bord jusqu'à ce que tous les bords soient repliés. Galette de tomates au basilic et à la mozzarella

7. Faites cuire au four pendant 20 à 25 minutes ou jusqu'à ce que la croûte soit brune et que le fromage soit fondu.

Cela donne un total de 3 portions individuelles.

Galette de tomates au basilic et mozzarella Cela donne un total de 3 portions individuelles de galette.

NUTRITION :

- Chaque portion donne
- 323,67 calories,
- 24,01 g de matières grasses,
- 7,87 g de glucides nets.
- 14,46 g de protéines.

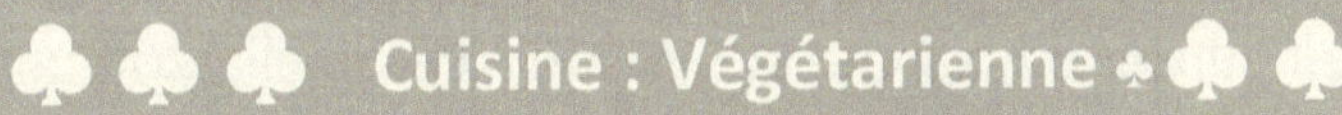

Sandwich au fromage grillé

Recette 10

Temps de préparation: 10 min **Temps de cuisson:** 10 min

DESCRIPTION:

La simplicité d'un fromage grillé est ce qui attire l'attention de la plupart des gens. Du fromage chaud, fondant et gluant qui sort de la tranche d'un pain grillé et croustillant. C'est délicieux, ça nous ramène à notre enfance, et c'est tout simplement un aliment réconfortant dont vous ne devriez pas vous passer. Vous pensiez ne jamais pouvoir en manger pendant un régime céto ? Détrompez-vous.

Je base le pain sur ma recette de pain à hamburger, que beaucoup de gens semblaient aimer. Gardez juste à l'esprit que si vous faites cela dans un bol ou un plat carré, considérez ce dont il est fait. Si c'est de la céramique, vous aurez besoin d'un peu plus de temps au micro-ondes car il faut plus de temps pour chauffer le matériau. Je me suis retrouvée avec une partie inférieure insuffisamment chauffée et j'ai dû garder un œil dessus jusqu'à ce qu'elle soit cuite.

INGRÉDIENTS

- Ingrédients Bun 2 gros œufs
- 2 cuillères à soupe de farine d'amande
- 1 ½ cuillère à soupe de poudre de cosse de psyllium
- ½ cuillère à café de levure chimique
- 2 cuillères à soupe de beurre ramolli

- Fourrages & Extras 60g de fromage cheddar

1 cuillère à soupe de beurr

INSTRUCTIONS:

1. Mélangez tous les ingrédients pour le pain dans un récipient. Continuez à mélanger jusqu'à ce que le mélange s'épaississe.
2. Versez le mélange dans un bol ou un récipient carré et égalisez-le. Nettoyez les côtés si nécessaire.
3. Faites cuire au micro-ondes pendant 90 secondes et vérifiez si c'est prêt. Si ce n'est pas le cas, continuez par tranches de 15 secondes.
4. Une fois cuit, retirer le récipient et couper en deux.
5. Placez le fromage entre les petits pains, faites chauffer le beurre dans une casserole à feu moyen et faites frire le fromage grillé jusqu'à ce que vous soyez satisfait de la texture.

NUTRITION: Cela fera 1 Keto Sandwich au fromage grillé. Pour le sandwich, cela équivaut à :

- 803 calories,
- 69,95 g de matières grasses,
- 6,14 g de glucides nets
- 25,84 g de protéines

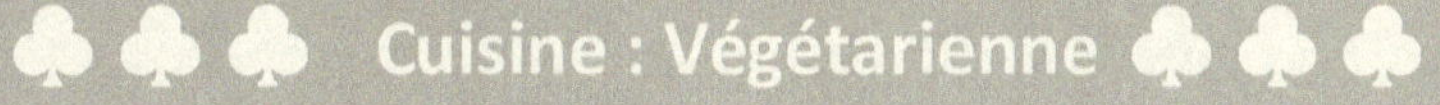

Wrap Végétarien Grecque

Temps de préparation: 10 min 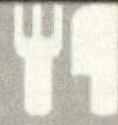 **Temps de cuisson:** 10 min

DESCRIPTION:

Ce wrap végétarien d'inspiration grecque est rempli de légumes coupés au carré et de morceaux de feta salée, complétés par le goût crémeux du tzatziki. Le tzatziki est une sauce facile à tartiner à base de yaourt grec, de concombre râpé, d'ail et de citron. Vous pouvez préparer cette sauce simple en un tournemain ou, si vous êtes comme moi, trouver une marque authentique et la garder toujours dans votre réfrigérateur ! J'ai également ajouté des olives kalamata, mais vous pouvez même utiliser d'autres saveurs grecques comme des coeurs d'artichauts marinés ou des tranches de pepperoncini.

Ces wraps s'assemblent si facilement que vous voudrez en faire plus pour préparer vos repas rapidement et facilement. Les légumes verts restent robustes et les saveurs se mélangent plus longtemps au réfrigérateur !

INGRÉDIENTS

Pour une portion de 4 Wrap

La sauce tzatziki:

- 250g de yogourt grec nature

- 1 cuillère à café de poudre d'ail
- 1 cuillère à soupe de vinaigre blanc
- 2 cuillères à soupe d'huile d'olive
- 80g de concombre, épépinées et râpées (1/4 entier)
- 2 cuillères à soupe d' aneth frais émincé
- Sel et poivre au goût

Les Wraps :

- 4 grandes feuilles vertes collard, lavées
- 1 concombre moyen , en julienne
- ½ poivron rouge moyen , en julienne
- 150g d' oignon violet, coupé en dés
- 8 olives entières de kalamata, coupées en deux
- ½ bloc de féta, coupé en lanières de 4 (1 pouce d'épaisseur)
- 4 grosses tomates cerises coupées en deux

* La répartition de la nutrition représente environ 2 c. À soupe de tzatziki par emballage.

INSTRUCTIONS:

1. Mélangez tous les ingrédients de la sauce tzatziki et conservez-les au réfrigérateur. Veillez à presser toute l'eau du concombre après l'avoir râpé.
2. Préparez les wraps de chou frisé en lavant bien les feuilles et en coupant la tige fibreuse de chaque feuille.
3. Répartir 2 cuillères à soupe de tzatziki au centre de chaque wrap et lisser la sauce.
4. Superposer le concombre, le poivron, l'oignon, les olives, la feta et les tomates au centre du wrap. J'ai indiqué une ligne pour présenter chaque ingrédient, mais lorsque

vous assemblez ces wraps, il est préférable de garder tous les ingrédients près les uns des autres et vers le centre de la feuille. Imaginez les empiler plutôt que de les étaler !

5. Plier comme pour un burrito, en repliant chaque côté vers le centre et en repliant l'extrémité arrondie sur la garniture et le rouleau.

6. Couper en deux et servir avec les restes de tzatziki ou emballer dans du plastique pour un repas rapide !

NUTRITION:

Cela fait un total de 4 wraps, 1 par portion. Chaque portion contient :

- 165,34 calories,
- 11,25 g de matières grasses,
- 7,36 g de glucides nets
- 6,98 g de protéines.

 Cuisine : Végétarienne 

Gâteau Mug aux Tomates Séchées et au Pesto

Temps de préparation: 10 min **Temps de cuisson:** 10 min

DESCRIPTION:

Frais, délicieux et unique. Ce sont les 3 mots que j'utiliserais pour décrire ce gâteau. La tomate est une chose fantastique qui peut apporter de la mositure, du goût et un sens unique de la saveur à un plat.

INGRÉDIENTS

Base

- 1 œuf large
- 2 cuillères à soupe de beurre
- 2 cuillères à soupe de farine d'amande
- ½ cuillère à café de levure chimique

Saveur

- 5 cuillères à café de pesto de tomates séchées au soleil
- 1 cuillère à soupe de farine d'amande
- Pincée de sel

1. Mélanger tous les ingrédients ensemble.
2. Chauffer au micro-ondes pendant 75 secondes à puissance élevée (niveau de puissance 10).
3. Tapoter légèrement le bol contre l'assiette pour retirer le gâteau. Ajouter le pesto de tomates et servir !

NUTRITION:

. Chaque gâteau contient

- 429 calories,
- 40,45 g de matières grasses,
- 5,32 g de glucides nets
- 12,34 g de protéines.

♣ ♣ ♣ Cuisine : Végétarienne ♣ ♣ ♣

Bol Zoodle au Sésame et aux Amandes

Temps de préparation: 10 min  **Temps de cuisson:** 10 min

DESCRIPTION:

Le bol de zoodle aux amandes et au sésame est le récipient parfait pour cette incroyable sauce. La sauce aux cacahuètes est l'une de mes sauces préférées pour tremper et saupoudrer les aliments, qu'il s'agisse de nems à faible teneur en glucides ou d'un bol débordant de légumes sautés. Malheureusement, j'ai récemment commencé à réduire ma consommation de cacahuètes. Je me suis concentrée sur des recettes qui incorporent des noix et des beurres de noix comme les noix de cajou et les amandes et je suis tombée amoureuse !

INGRÉDIENTS

Zoodles

- 2 courgettes moyennes , spiralées
- 130g de champignons tranchés
- 250g de chou brocoli râpé *
- 1 cuillère à café d'huile de sésame

Sauce

- 20g de beurre d'amande
- 2 cuillères à soupe de sauce soja

- 2 cuillères à soupe d'huile de sésame
- ¼ de cuillère à café de poudre d'ail
- 1 cuillère à café de flocons de piment rouge broyé
- 1 cuillère à café d'érythritol
- 2 cuillères à soupe d'amandes hachées, garniture

Facultatif: pincée de poudre de chili

INSTRUCTIONS:

1. Faites chauffer une cuillère à café d'huile de sésame dans une grande poêle à feu moyen. Ajouter le mélange brocoli-chou râpé et les champignons, et faire sauter jusqu'à ce qu'ils commencent à ramollir. Zoodle Sesame Almond Bowl.

2. Préparez vos nouilles de courgette à l'aide d'un spiralizer de légumes et séchez-les avec une serviette pour enlever l'excès d'humidité. Zoodle Sésame Amande Bowl.

3. Ajoutez vos zoodles dans la poêle et faites-les chauffer uniformément, en les retournant délicatement à l'aide d'une fourchette ou de pinces, jusqu'à ce que les nouilles deviennent molles mais pas détrempées. Cela prend environ 3 à 5 minutes. Bol de zoodles au sésame et aux amandes.

4. Mélangez votre sauce en ajoutant tous les ingrédients dans un grand bol et en mélangeant bien. Bol de zoodle sésame amande.

5. Ajoutez un peu plus d'eau ou d'huile si nécessaire pour obtenir une consistance fine. Zoodle Sésame Amande Bowl.

6. Répartissez vos zoodles dans trois bols, arrosez-les de sauce

sésame-amande et remuez. Bol de zoodle sésame-amande.

7. Garnissez d'amandes hachées, de flocons de piment rouge écrasés et d'une pincée facultative de poudre de chili. Bol de zoodle sésame-amande.

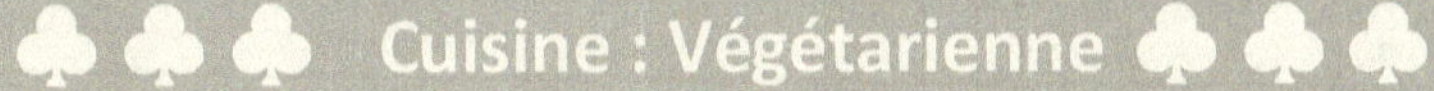

NUTRITION:

Cela donne un total de 3 portions de bol Zoodle aux amandes et au sésame à faible teneur en glucides. Chaque portion contient:

- 276 calories,
- 24 g de matières grasses,
- 6 g de glucides nets
- 8 g de protéines.

♣ ♣ ♣ Cuisine : Végétarienne ♣ ♣ ♣

Gaufres au thym et au fromage

Temps de préparation: 10 min **Temps de cuisson:** 10 min

DESCRIPTION: La saveur distincte du chou-fleur est incorporée dans une saveur subtile que vous pouvez facilement manipuler avec le fromage croustillant, presque brûlé, à l'extérieur et les riches saveurs crémeuses à l'intérieur. Le thym, l'ail et l'oignon s'associent pour former une combinaison absolument délicieuse qui imprègne chaque bouchée de ce mets glorieux.

INGRÉDIENTS

- ½ chou-fleur à grosse tête, grillé
- 250g de fromage mozzarella finement râpé
- 250g de feuilles de chou vert
- 80g de parmesan
- 2 gros œufs
- 2 tiges d'oignon vert
- 1 cuillère à soupe de graines de sésame
- 1 cuillère à soupe d'huile d'olive
- 2 cuillères à café de thym frais haché
- 1 cuillère à café de poudre d'ail
- ½ cuillère à café de poivre noir moulu
- ½ cuillère à café de sel

INSTRUCTIONS:

1. Préparez votre chou-fleur, votre oignon nouveau et votre thym en coupant le chou-fleur en fleurs, en le coupant en tranches minces et en déchirant le thym des tiges.

2. Dans un robot culinaire , riz le chou-fleur en le pulsant jusqu'à formation d'une texture friable.

3. Ajouter les oignons verts, le thym et le chou vert au mélange et continuer à battre jusqu'à ce que tout soit bien mélangé.

4. Verser le mélange dans un grand bol à mélanger.

5. Ajoutez 250g de fromage mozzarella, 80g de fromage parmesan, 2 gros œufs, 1 c. Graine de sésame, 1 c. Huile d'olive, 1 c. Ail en poudre, 1/2 c. Poivre noir et 1/2 c. Sel.

6. Bien mélanger le tout jusqu'à formation d'une pâte lâche.

7. Chauffez votre gaufrier jusqu'à ce qu'il soit prêt à l'emploi, puis versez le mélange sur le gaufrier de manière uniforme.

8. Laissez la gaufre cuire selon les instructions du fabricant.

9. Retirez du gaufrier et servez chaud! Gaufres au thym et au fromage .

NUTRITION:

Cela donne 4 portions totales, chaque portion représentant :

- 203,25 calories,

- 15,38 g de matières grasses,

- 5,86 g de glucides nets.

- 14,99 g de protéines.

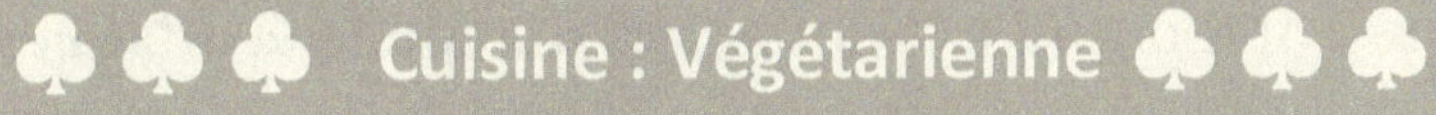

Trempette au fromage et aux palmiers

Temps de préparation: 10 min **Temps de cuisson:** 10 min

DESCRIPTION:

Si vous en avez assez de manquer les trempettes au fromage parce que vous êtes sensible aux produits laitiers, cette recette est pour vous ! Si vous rêvez de manger moins de viande ou si vous êtes déjà un végétarien strict, cette recette vous donne la texture du crabe en utilisant des cœurs de légumes à faible teneur en glucides.

Le cœur de palmier est le noyau interne du bourgeon de palmier. Il est souvent récolté sur de nombreux types de palmiers, dont le cocotier. Ce légume est riche en fibres, potassium, fer, zinc, phosphore et autres minéraux. Il peut être utilisé comme substitut de viande dans des recettes telles que les beignets de crabe ou découpé et ajouté à des salades fraîches.

Cette trempette est parfaite chaude comme hors-d'œuvre ou froide comme restes de repas. Si vous coupez la recette en deux, vous pouvez la mettre au micro-ondes dans deux petits ramequins pour une collation rapide et pratique.

* Donne 9 portions (2 c. à soupe) de trempette au fromage Coeur de palmier.

- 1 boîte (400g) de cœurs de palmier égouttés
- 3 tiges d'oignons verts, hachés
- 65ml de mayonnaise
- 2 cuillères à soupe d'assaisonnement à l'italienne
- 120g de parmesan, râpé
- 2 gros œufs, séparer 1 des œufs
- 60g de parmesan, pour napper

* Vous pouvez également ajouter un assaisonnement à l'italienne supplémentaire avec du parmesan au sommet de votre trempette avant de cuire à nouveau pour ajouter une touche de saveur supplémentaire!

INSTRUCTIONS:

1. Chauffer le four à 350 ° F et préparer un petit plat allant au four avec spray antiadhésif.
2. Hachez les bulbes de votre oignon vert et égouttez vos coeurs de palmier. Il n'est pas nécessaire de couper la paume avant de l'ajouter à votre robot culinaire, mais cela peut aider si vous avez un modèle plus ancien ou moins puissant.
3. Combinez les cœurs de palmier, l'oignon, l'assaisonnement, le parmesan et la mayonnaise dans le robot culinaire. Pulse jusqu'à ce que le mélange soit bien haché.
4. Ajouter un oeuf entier et un jaune d'oeuf au processeur. Pulse trois à quatre fois pour combiner.
5. Verser la trempette dans le plat de cuisson préparé et cuire 15 à 20 minutes ou jusqu'à ce que le mélange commence à gonfler légèrement. Remuer et garnir avec plus de parmesan.

6. Faire griller jusqu'à ce que la garniture soit fondue et commence à brunir. Servez chaud avec des légumes ou des biscuits keto!

NUTRITION:

Cela donne un total de 9 (2 c. À soupe) de portions de cœur de palmier. Chaque portion équivaut à :

- 116,25 calories,
- 9,15 g de matières grasses,
- 2,87 g de glucides nets
- 4,92 g de protéines.

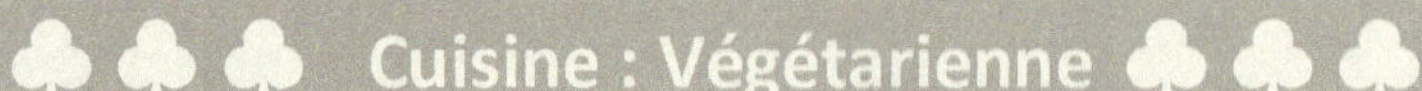

Beignets de brocoli et de fromage à faible teneur en glucides

Recette 16

Temps de préparation: 10 min 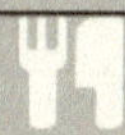 **Temps de cuisson:** 10 min

DESCRIPTION:

Avec une friteuse pratique, vous pouvez transformer le brocoli en un festin que tout le monde adorera. La texture de ces brocolis et de ces beignets au fromage est croquante à l'extérieur et douce à souhait et fondante à l'intérieur. Le goût est délicieux et corsé, et vous vous demanderez pourquoi vous ne l'avez pas fait plus tôt.

Ces beignets de brocoli ne sont pas comme le brocoli frit ordinaire. Ils ont du crunch et du corps pour eux. Ils ressemblent aux hushpuppies, mais ils sont faits de brocoli au lieu de farine de maïs. Faites-moi confiance quand je dis cela - tout le monde les aimera .

Donne 16 beignets de brocoli et de fromage.

INGRÉDIENTS

Les beignets

- 250g de farine d'amande
- 7 cuillères à soupe de farine de lin.(60g)
- 130g de brocoli frais.

- 120g de fromage mozzarella.
- 2 gros œufs.
- 2 cuillères à café de poudre à pâte.
- Sel et poivre au goût.

La sauce

- 65g de mayonnaise.
- 60g d'aneth haché frais.
- ½ cuillère à soupe de jus de citron.
- Sel et poivre au goût

INSTRUCTIONS:

1. Ajoutez le brocoli au robot culinaire et mélangez jusqu'à ce que le brocoli soit décomposé en petits morceaux. Vous voulez qu'il soit bien traité.

2. Mélangez le fromage, la farine d'amande ,60g de farine de lin et la poudre à pâte avec le brocoli. Si vous souhaitez ajouter des assaisonnements supplémentaires (sel et poivre), faites-le à ce stade.

3. Ajouter les 2 œufs et bien mélanger jusqu'à ce que tout soit incorporé.

4. Rouler la pâte en boules et ensuite enduire de 3 cuillères à soupe de farine de lin.

5. Continuez ainsi avec toute la pâte et mettez de côté sur du papier absorbant. 6. Chauffez votre friteuse à 375F. J'utilise cette friteuse . Une fois prêt, déposez les brocolis et les beignets de fromage dans le panier, sans les submerger.

7. Faites frire les beignets jusqu'à ce qu'ils soient dorés, environ 3-5 minutes. Une fois cela fait, étendre sur du papier absorbant pour évacuer l'excès de graisse et assaisonner à votre goût.

8. N'hésitez pas à préparer une trempette à l'aneth piquante et à la mayonnaise au citron. Prendre plaisir! Un moyen facile, rapide et délicieux de servir des brocolis avec votre dîner.

NUTRITION:

Cela donne un total de 16 beignets de brocoli et de fromage. Chaque beignet contient :

- 78 calories,
- 5,8 g de matières grasses,
- 1,3 g de glucides nets,
- 4,6 g de protéines.

Avec la sauce, chaque beignet contient:

- 103,9 calories,
- 8,35 g de matières grasses,
- 1,89 g de glucides nets,
- 4,57 g de protéines .

 Cuisine : Végétarienne 

Salade tiède de brocoli asiatique

Recette 17

Temps de préparation: 10 min **Temps de cuisson:** 10 min

DESCRIPTION:

En moins de 15 minutes, vous pouvez avoir une salade de chou au brocoli tendre et croquante, réchauffée et assaisonnée de saveurs asiatiques classiques. C'est tellement rapide et facile, cette recette ne comporte que trois étapes ! Toute votre famille sera heureuse de la voir sur la table, même ceux qui ne sont pas en régime céto.

INGRÉDIENTS

- Sac de 300 g de brocoli salade de chou
- 2 cuillères à soupe d'huile de noix de coco
- 1 cuillère à soupe d'aminos à la noix de coco
- 1 cuillère à café de gingembre frais râpé
- ½ cuillère à café de sel
- ¼ de cuillère à café de poivre
- 125 ml de yogourt au lait de chèvre nature
- ½ cuillère à soupe de graines de sésame
- Coriandre, comme garniture facultative

INSTRUCTIONS:

1. Préchauffez l'huile de noix de coco dans une grande poêle à feu moyen-élevé. Placez la salade de brocoli dans la poêle. Couvrir et faire cuire pendant 7 minutes.

2. Découvrez, puis ajoutez la noix de coco, le gingembre, le sel et le poivre. Retirez votre poêle du feu, puis ajoutez le yaourt et incorporez les graines de sésame.

3. Garnir de coriandre, si désiré.

NUTRITION:

Cela donne un total de 8 portions de salade tiède de brocoli asiatique. Chaque portion contient:

- 62 calories,

- 4,28 g de matières grasses,

- 3,62 g de glucides nets

- 1,8 g de protéines.

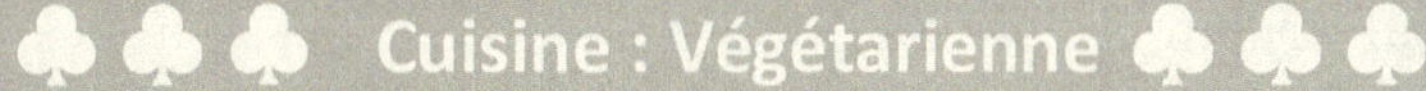

Macaroni au chou-fleur et fromage

Temps de préparation: 10 min  **Temps de cuisson:** 10 min

DESCRIPTION:

Cette recette de macaroni au fromage de chou-fleur est crémeuse, fromagère et colorée. La teinte jaune vif provient du curcuma. La sauce est parfumée avec une touche de moutarde et d'ail, mais la star est le cheddar. Nous l'ajouterons en deux temps : d'abord à la sauce, puis avant de servir pour créer plus d'élasticité et de traction.

INGRÉDIENTS

- 1kg de fleurons de chou-fleur congelés
- 250 ml de crème à fouetter épaisse
- 120g de fromage à la crème en cubes
- 250g de fromage cheddar, râpé
- 1 cuillère à café de moutarde de Dijon
- 1 cuillère à café de curcuma
- ½ cuillère à café de poudre d'ail
- Sel et poivre au goût

INSTRUCTIONS:

1. Faire cuire les bouquets de chou-fleur selon les instructions du paquet.
2. Porter la crème à ébullition. Incorporer le fromage à la crème à l'aide d'un fouet et mélanger jusqu'à obtenir une consistance lisse.

3. Incorporer 170 g de cheddar râpé. Garder le restae pour plus tard. Mélanger jusqu'à ce que le fromage soit fondu dans la sauce.

4. Ajouter la moutarde de Dijon, le curcuma, la poudre d'ail, le sel et le poivre. La sauce prendra une couleur jaune lisse.

5. S'assurer que le chou-fleur est égoutté puis l'ajouter à la sauce au fromage. Enrobez les fleurons uniformément avec la sauce.

6. Saupoudrer les 80g de cheddar restantes et remuer jusqu'à ce qu'elles soient fondues.

NUTRITION:

Chaque portion contient

- 295,5 calories,

- 25,38 g de matières grasses,

- 5,47 g de glucides nets

- 10,63 g de protéines.

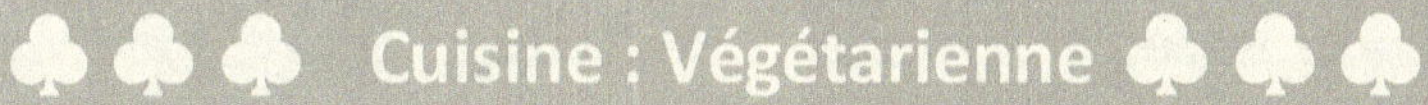

Poivrons farcis à la quiche aux trois fromages végétariens

Temps de préparation: 10 min 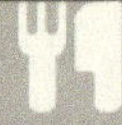 **Temps de cuisson:** 10 min

DESCRIPTION: Ces poivrons farcis à la quiche au fromage constituent un brunch ou un dîner encore plus facile. Une garniture aux œufs légèrement assaisonnée est rendue moelleuse par le mélange de ricotta, de mozzarella et de bouchées de parmesan râpé. Quelques feuilles d'épinards frais sont nécessaires pour donner à ces poivrons aux couleurs magnifiques un petit coup de pouce vert ! Les étapes sont si simples que vous pouvez les combiner et les mettre au four en quelques minutes. Il suffit de mélanger la garniture et de la verser dans les poivrons préparés, de les couvrir d'une feuille d'aluminium et de les mettre au four. Ils sont également parfaits pour être réchauffés le lendemain.

INGRÉDIENTS

- 2 poivrons moyens coupés en deux et épépinés
- 4 gros oeufs
- 120g de fromage ricotta
- 120g de mozzarella râpée
- 120g de parmesan râpé
- 1 cuillère à café de poudre d'ail
- ¼ de cuillère à thé de persil séché
- 60g de petites feuilles d'épinard
- 2 cuillères à soupe de parmesan, pour garnir

1. Chauffer le four à 375° F. Préparer les poivrons en les coupant en quatre moitiés égales et en enlevant les graines.
2. Dans un petit robot culinaire, mélanger les trois fromages, les œufs, la poudre d'ail et le persil. Mon robot étant plus petit que je ne le voudrais, je l'ai fait en deux fois, moitié-moitié, puis j'ai combiné les deux garnitures.
3. Verser le mélange d'œufs dans chaque poivron, en le remplissant juste en dessous du bord. Placer quelques pousses de jeunes épinards sur le dessus et les remuer avec une fourchette, en les poussant sous l'œuf. Couvrir de papier d'aluminium et cuire au four pendant 35 à 45 minutes ou jusqu'à ce que l'œuf soit pris.
4. Saupoudrer de parmesan et faire griller de 3 à 5 minutes ou jusqu'à ce que les feuilles commencent à brunir..

NUTRITION: Cela donne un total de 4 portions individuelles de poivrons farcis à la quiche végétarienne aux trois fromages. Chaque portion contient :

- 245,5 calories,
- 16,28 g de matières grasses,
- 5,97 g de glucides nets.
- 17,84 g de protéines.

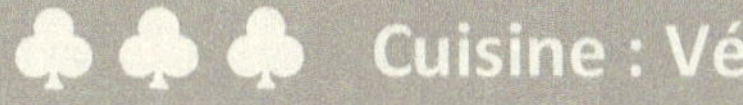

Curry végétarien à la noix de coco rouge

Temps de préparation: 10 min 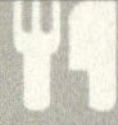 **Temps de cuisson:** 10 min

DESCRIPTION:

Si vous avez besoin de réduire les glucides, vous pouvez facilement utiliser le lait de coco de la boîte (qui a seulement 1g de glucides par tasse). Cela vous laisse de la place pour ajouter plus de légumes ou de tofu, ce qui rend ce plat plus sain et prêt à être transformé en recette de dîner ! Vous pouvez également remplacer l'oignon si vous n'êtes pas fan et utiliser l'édulcorant de votre choix, mais je pense que la douceur de l'oignon et la saveur qu'il apporte sont importantes.

INGRÉDIENTS

1. Hachez les oignons et l'ail émincé. Ajouter 2 c. dans une casserole, l'huile de coco et porter à feu moyen-élevé.
2. Une fois chaude, ajoutez les oignons dans la casserole et faites-les cuire jusqu'à ce qu'ils soient semi-translucides. Ajouter ensuite l'ail à la poêle pour le faire dorer.
3. Baisser le feu à moyen-doux et ajouter le brocoli dans la poêle. Bien mélanger.
4. Une fois que le brocoli est partiellement cuit, placez les légumes sur le côté de la poêle et ajoutez la pâte de curry. Faire cuire pendant 45 à 60 secondes.

5. Ajouter les épinards sur le brocoli et une fois que le brocoli commence à flétrir, ajouter la crème de coco et le reste de l'huile de coco.

6. 6. Mélangez et ajoutez la sauce soja, la sauce fysh et le gingembre. Laissez mijoter pendant 5 à 10 minutes, en fonction de l'épaisseur souhaitée.

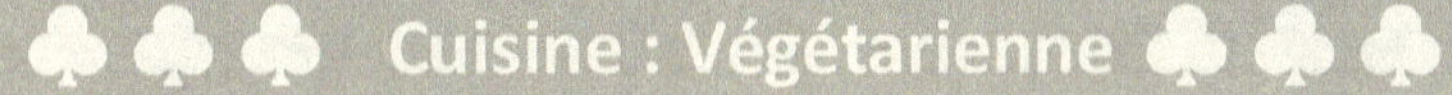

Champignons grillés et grains de chou-fleur aux noix

Temps de préparation: 10 min 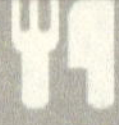 **Temps de cuisson:** 10 min

DESCRIPTION:

Les céréales salées et au fromage sont l'un de mes aliments réconfortants préférés. Heureusement, il est facile de les faire passer d'un traitement riche en glucides à un aliment de base céto. Le chou-fleur est si polyvalent, et comme nous le savons tous, il peut tout remplacer, du riz à la purée de pommes de terre crémeuse. Cette recette amène le chou-fleur à un juste milieu satisfaisant avec une texture rehaussée par une crème savoureuse et un fort accent de cheddar. Ajoutez une garniture végétarienne remplie de protéines de champignons rôtis fumés et de noix, et vous obtenez une version des grits qui bat le maïs à tout coup !

INGRÉDIENTS/

- 180g de champignons portobello miniatures, coupés en tranches.
- 3 gousses d'ail, émincées
- 1 cuillère à soupe de romarin
- 120g de noix de Grenoble hachées.
- 1 cuillère à soupe de paprika fumé.
- 2 cuillères à soupe d'huile d'olive
- 1 chou-fleur de taille moyenne

- 125ml d'eau
- 250g de fromage cheddar fort râpé.
- 2 cuillères à soupe de beurre
- Sel au goût

INSTRUCTIONS:

1. Chauffez le four à 400° F et tapissez une plaque à biscuits de papier d'aluminium. Combiner les champignons émincés, l'ail émincé, le romarin, les noix et le paprika fumé dans un petit plat et ajouter un filet d'huile d'olive. Mélanger pour bien enrober et assaisonner de sel.

2. Répartir uniformément le mélange sur la plaque à biscuits et faire cuire au four pendant 15 minutes.

3. Passez une tête de fleurons de chou-fleur au robot culinaire, en pulsant jusqu'à ce qu'ils soient très fins.

4. Faites cuire à la vapeur le chou-fleur transformé dans une casserole moyenne, couverte, avec 125 ml d'eau pendant 5 minutes ou jusqu'à ce qu'il soit légèrement tendre. Vous ne voulez pas qu'il soit trop mou, car il devra ressembler à du gruau.

5. Versez la moitié et la moitié dans les grains de chou-fleur, remuez et laissez mijoter à feu moyen-doux pendant 3 minutes. C'est juste le temps de faire chauffer le lait.

6. Incorporer le cheddar fort et le beurre et réduire le feu à doux jusqu'à ce que le mélange soit crémeux et bien combiné. Assaisonnez de sel selon votre goût. Si vous aimez les coulures, ajoutez encore ¼ c. d'eau.

7. Retirez la rôtissoire du four une fois que vos champignons sont ramollis et que les bords sont d'un brun profond.

8. Servez les grains de chou-fleur chauds, garnis du mélange de champignons et de beurre supplémentaire si vous le souhaitez !

NUTRITION:

Cela donne un total de 4 portions de gruau de champignons et de chou-fleur aux noix. Chaque portion contient :

- 455 calories,
- 36,5 g de matières grasses,
- 11,28 g de glucides nets
- 15,28 g de protéines.

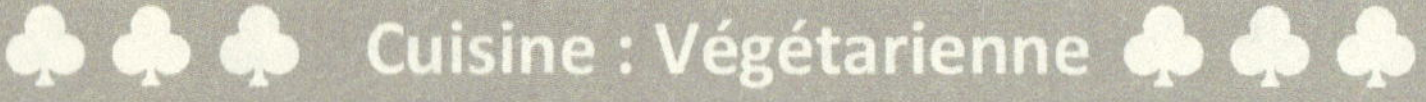

Gâteau de café Keto ultime

Temps de préparation: 10 min 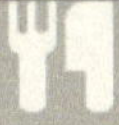 **Temps de cuisson:** 10 min

DESCRIPTION: De la petite bouchée que j'ai prise, j'ai pensé que c'était absolument fantastique. On a l'impression d'un shooter avec le pain à la levure, ce qui ajoute vraiment à la texture de l'ensemble. La base de vanille associée à la garniture à la cannelle est juste un match parfait. Si vous avez une pipette avec votre stévia liquide, 1/4 c. est environ 25 gouttes.

INGRÉDIENTS

Base :

- 6 œufs, séparés
- 6 oz. De fromage frais
- 60g d'érythritol
- 65ml de stévia liquide
- 60g de poudre de protéines non aromatisée.
- 2 cuillères à café d'extrait de vanille.
- 1/4 c. crème de tartre

Garniture :

- 400g de farine d'amande.
- 1 cuillère à soupe. Cannelle
- 1/2 bâton de beurre

- 65ml de succédané de sirop d'érable
- 60g d'érythritol

INSTRUCTIONS:

- Préchauffez le four à 325 F. Séparez les œufs des blancs d'œufs,
- Battre en crème l'érythritol avec les jaunes d'œufs, puis ajouter tous les autres ingrédients sauf la crème de tartre et les blancs d'œufs et bien mélanger.
- Fouetter les blancs d'œufs et la crème de tartre jusqu'à ce que des pics fermes se forment.
- Incorporer la moitié du mélange de blancs d'œufs aux jaunes d'œufs, puis l'autre moitié. Soyez relativement doux afin que les blancs d'œufs restent aériens.
- Mélangez tous les ingrédients de la garniture jusqu'à ce qu'une pâte se forme.
- Verser la pâte dans le moule en métal foncé et recouvrir de la moitié de la garniture à la cannelle. Poussez-la vers le bas si elle ne coule pas d'elle-même.
- Faites cuire pendant 20 minutes, puis recouvrez le gâteau du reste de la garniture.
- Faites cuire pendant 20 à 30 minutes supplémentaires jusqu'à ce qu'un cure-dent en ressorte propre. Laissez refroidir pendant 10 à 20 minutes avant de retirer le gâteau du moule.

Bouillie Végétarienne

Temps de préparation: 10 min **Temps de cuisson:** 10 min

DESCRIPTION :

Cette recette de porridge végétarien pour le petit-déjeuner céto vous permettra de rester entier toute la matinée. Mélangez vos garnitures préférées dans cette option de petit-déjeuner épaisse et crémeuse pour en personnaliser le goût. Le goût et la texture sont très similaires à la crème de blé et il ne faut que quelques minutes pour la préparer

INGREDIENTS.

- 2 cuillères à soupe de farine de noix de coco.
- 3 cuillères à soupe de farine de lin doré.
- 2 cuillères à soupe de protéines végétaliennes à la vanille.
- 200 ml de lait d'amande non sucré.
- Poudre d'érythritol au goût.

INSTRUCTIONS :

- Dans un bol, combinez la farine de noix de coco, la farine de graines de lin dorées et la poudre de protéines.
- Ajouter dans une casserole avec le lait d'amande et faire cuire à feu moyen. La pâte aura l'air très lâche au début.

- Lorsqu'elle s'épaissit, vous pouvez ajouter la quantité d'édulcorant de votre choix. J'aime utiliser environ une demi-cuillère à soupe. Servez avec vos garnitures préférées.

NUTRITION :

Cela fait un total de 1 portion de bouillon végétarien. Chaque portion contient .

- 249 calories,

- 13,07 g de lipides,

- 5,78 g de glucides nets.

- 17,82 g de protéines.

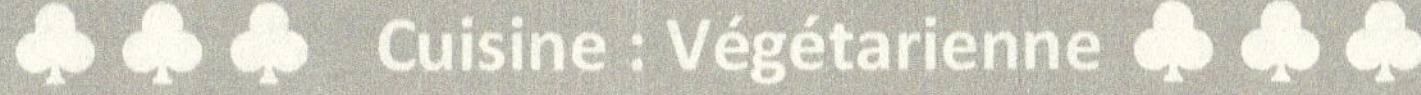

Petits pains au citron et à la framboise

Recette 24

Temps de préparation: 10 min 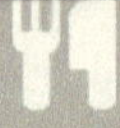 **Temps de cuisson:** 10 min

DESCRIPTION:

Ces petits pains au citron et aux framboises vous aideront à bien commencer la journée ! Des couches de pâte délicates et sucrées sont garnies d'une garniture de fromage à la crème au citron et d'une sauce aux framboises douce et gluante. Pour couronner le tout, un glaçage au citron acidulé est généreusement arrosé sur les rouleaux pendant qu'ils s'infiltrent dans les plis. Le résultat est un petit-déjeuner décadent et satisfaisant qui n'a rien à envier aux autres petits pains à forte teneur en glucides. Chaque bouchée est une explosion de saveurs sucrées de framboise et acidulées de citron qui fondent dans la bouche

INGRÉDIENTS

Pour la garniture au fromage frais au citron ::

- 125 grammes. Fromage à la crème, température ambiante
- 2 cuillères à soupe. Beurre, température ambiante
- 2 cuillères à soupe. Mélange de stevia et d'érythritol *
- ½ c. Extrait de vanille
- 1 c. Extrait de citron
- Zeste d'un citron (environ 2 cuillères à café)

* 1 c. Jus de citron

Pour la garniture au fromage frais au citron :

* 125 grammes. Fromage à la crème, à température ambiante.
* 2 cuillères à soupe. Beurre, à température ambiante.
* 2 cuillères à soupe. Mélange de stévia et d'érythritol *
* ½ c. d'extrait de vanille
* 1 c. d'extrait de citron
* Zeste d'un citron (environ 2 cuillères à café).
* 1 c. de jus de citron

Pour la sauce aux framboises :

* 2 cuillères à soupe de mélange stévia, érythritol *.
* ¼ cuillère à café de gomme xanthane.
* 1 cuillère à soupe d'eau
* 2 cuillères à café de jus de citron
* 120g de framboises congelées.

Pour la pâte :

* 250g de farine d'amande super fine.
* 60g de mélange de stévia, d'érythritol .
* ¼ de cuillère à café de gomme xanthane.
* 1 ¼ cuillère à café de levure chimique.
* 1 gros œuf
* 1 cuillère à café d'extrait de vanille.
* 500g de fromage mozzarella partiellement écrémé.

Pour le glaçage au citron : (facultatif)

* 2 cuillères à soupe de beurre, à température ambiante.
* 50g de fromage à la crème, à température ambiante.
* ¼ cuillère à café d'extrait de vanille.
* 2 cuillères à soupe de mélange stévia, érythritol *.
* 1 cuillère à café de jus de citron
* ¼ cuillère à café d'extrait de citron.

* 1 ½ cuillère à soupe de lait d'amande non sucré, à température ambiante.

INSTRUCTIONS:

Garniture au fromage à la crème au citron:

1. À l'aide d'un batteur électrique, battre le fromage à la crème, le beurre, l'édulcorant, l'extrait de vanille, l'extrait de citron, le zeste de citron et le jus de citron jusqu'à consistance lisse. Mettre de côté.

La Sauce aux framboises:

2. Dans une casserole moyenne, mélanger l'édulcorant et la gomme xanthane. Incorporer graduellement l'eau et le jus de citron en fouettant
3. Tourner le feu à moyen-doux. Ajouter les framboises congelées, en remuant constamment. Au moment où la sauce commence à frémir, retirer du feu et mettre de côté.

La Pâte:

4. Préchauffer le four à 350 degrés Fahrenheit. Vaporiser un moule circulaire de 9 "avec de l'huile de coco ou de la graisse avec du beurre. Ayez deux feuilles de parchemin de 15 pouces et un rouleau à pâtisserie à portée de main.
5. Préparer un bain-marie. Une casserole de taille moyenne avec un bol de taille moyenne pouvant s'asseoir sur le dessus convient parfaitement à cet usage. Ajouter environ 2 pouces d'eau dans la casserole ou la partie inférieure du bain-marie. Placer à feu vif et laisser mijoter à découvert. Une fois mijoté, réduire le feu à doux.
6. Pendant ce temps, dans la partie supérieure du bain-marie (sans dépasser l'eau), combiner la farine d'amande,

l'édulcorant stévia / érythritol, la gomme de xanthane et la levure chimique au fouet.

7. Incorporer l'oeuf et l'extrait de vanille. Le mélange sera très épais.

8. Incorporer le fromage mozzarella et placer le bol sur la casserole d'eau frémissante. Assurez-vous de protéger vos mains du bol chaud et de la vapeur s'échappant du pot. Une mitaine en silicone convient bien à cette fin.

9. Incorporer le mélange constamment pendant que le fromage fond et se combine avec la farine. Cela commencera à ressembler à de la pâte à pain.

10. Lorsque le fromage a complètement fondu, transférez la pâte sur un morceau de parchemin préparé. Pétrir la pâte plusieurs fois pour bien mélanger le mélange de farine et le fromage. Éponger la pâte en une forme rectangulaire et couvrir avec le deuxième morceau de parchemin. Abaisser la pâte dans un rectangle d'environ 12 "X 15". Retirez le parchemin supérieur.

11. Étalez uniformément le fromage à la crème au citron sur la pâte, en laissant environ ½ pouce à découvert sur les bords. Étendre la sauce aux framboises sur la garniture au fromage à la crème au citron.

12. En commençant par le côté long, roulez la pâte en forme de bûche. Appuyez sur le bord long extérieur pour sceller.

13. À l'aide d'un couteau dentelé, coupez la bûche en 8 morceaux dans le sens de la largeur. Disposez les rouleaux dans le moule préparé avec un rouleau au centre et le reste encerclé autour.

14. Cuire au four pendant 24 à 26 minutes, ou jusqu'à ce que le doré soit doré.

Glaçage au citron:

1. Dans un petit bol, battre le beurre et le fromage à la crème au batteur électrique jusqu'à consistance lisse.

2. Ajouter la vanille, l'édulcorant, le jus de citron et l'extrait de citron et mélanger jusqu'à incorporation.
3. Ajoutez peu à peu le lait d'amande, environ une cuillère à thé à la fois, en battant le mélange entre chaque addition.

NUTRITION:

Cela donne un total de 8 portions de brioches au citron et à la framboise. Chaque portion contient 272,25 calories, 23,18 g de matières grasses, 5,24 g de glucides nets et 10,04 g de protéines.

Recette 25 : Avocat farci au thon

Temps de préparation: 10 min · **Temps de cuisson:** 15 min

INGRÉDIENTS

- 1 avocat
- 75 g rillettes de thon
- 1 petit oignon
- 2 c. à soupe mayonnaise
- 1 c. à soupe jus de citron
- 1 c. à café curry
- 1 pincée sel et poivre

INSTRUCTIONS:

1. Coupez l'avocat en deux, retirez le noyau à l'aide d'un couteau puis toute la chair à l'aide d'une cuillère à soupe.
2. Dans un saladier, réduire la chair d'avocat en purée à l'aide d'une fourchette puis ajouter les rillettes de thon et mélanger.
3. Hachez finement l'oignon et l'ajouter, ainsi que le jus de citron, la mayonnaise, le curry, le sel et le poivre.
4. Mélangez le tout à l'aide de la fourchette.
5. Placez le mélange dans les deux peaux d'avocat et servir.

NUTRITION: Glucides : 5,3 grammes - Protéines 5 grammes - Graisse 31,6 grammes - Calories 336 kcal

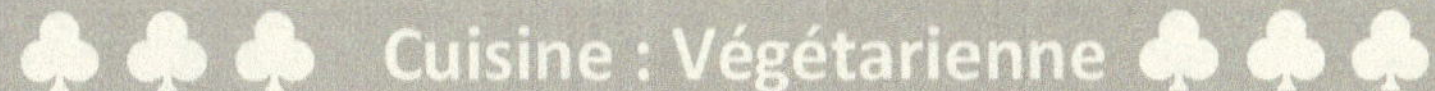

Temps de préparation: 10 min **Temps de cuisson:** 10 min

DESCRIPTION:

Délicieusement gras et souvent naturellement exempt de produits animaux, le curry est le meilleur ami du végétalien sur le régime céto. Il regorge d'une multitude de saveurs et se présente sous de nombreuses formes, de sorte que vous n'en aurez jamais assez. Essayez différentes recettes indiennes et thaïlandaises comme celles d'Idriss et Léa de Broke Foodies. Leur délicieux curry de tofu et de poivrons est complexe en saveur, extrêmement simple à préparer et prêt en seulement 20 minutes.

INGRÉDIENTS

- 1 paquet de tofu 454g, coupé en 16 cubes.
- 2 poivrons (rouge et vert) coupés en lanières
- 2 c. À soupe d' huile de noix de coco
- 1 cuillère à soupe de pâte de tomate
- 1 boîte de 450ml de lait de coco plein gras
- 2 c. À thé de flocons de chili
- 1 c. À thé de pâte de curry thaï
- 1 cuillère à soupe de beurre d'amande
- Un morceau de gingembre pelé
- 1 tige de citronnelle coupée en 3 morceaux
- 1 gousse d'ail ou
- 65 ml de sauce de soja

INSTRUCTIONS:

- Faites chauffer une poêle à feu moyen et faites fondre votre huile de coco. Hachez le gingembre et l'ail et ajoutez-les à la poêle. Ajoutez vos lanières de poivrons et la citronnelle. Remuez pendant 30 secondes et ajoutez votre lait de coco et vos flocons froids. Remuez à nouveau.
- Ajoutez votre sauce soja, la pâte de curry thaïlandaise, la pâte de tomate et le beurre d'amande. Remuez pendant 1 minute et ajoutez vos cubes de tofu. Laissez votre curry cuire pendant 5 à 10 minutes ou jusqu'à ce que la sauce épaississe et retirez du feu.
- Servez avec de la coriandre et des oignons verts hachés pour ajouter un peu de fraîcheur au plat.

NUTRITION:

- Glucides nets: 7g
- Graisse: 27g
- Protéines: 12g
- Calories: 318 kcal

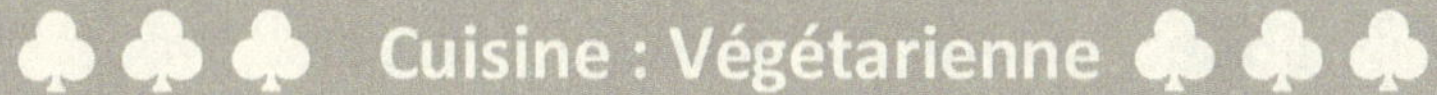

Recette 27 : Sauté de riz frit aux champignons

Temps de préparation: 05 min   **Temps de cuisson:** 20 min

DESCRIPTION: Le sauté a été créé pour les cuisiniers occupés, les cuisiniers paresseux, les cuisiniers débutants et les cuisiniers sans talent mais bien intentionnés, et cette recette particulière est parfaite pour les cuisiniers cétogènes, aussi. Rempli de tous les meilleurs légumes à faible teneur en glucides, ce riz frit céto - également connu sous le nom de riz au chou-fleur - vous donne toute la graisse et la saveur tout en étant simple, rapide et facile. Savourez la recette d'Olivia de Primavera Kitchen comme plat d'accompagnement ou plat principal.

INGRÉDIENTS :

- 2 cuillères à soupe d'huile d'olive extra vierge.
- 1 branche de céleri - tranchée.
- 130g d'oignon - haché
- 1 grosse gousse d'ail - émincée.
- 400g de champignons - émincés.
- 400g de riz au chou-fleur (voir les instructions ci-dessous sur la préparation du riz au chou-fleur).
- 85 ml de bouillon de légumes bio.
- Sauce soja au goût - Si vous êtes sur Whole30 ou suivez un régime sans gluten/paléo, vous devriez utiliser des Aminos de noix de coco ou Teriyaki,c'est une alternative à la sauce soja.
- 500g d'épinards.

* Sel et poivre noir au goût.
* 1 cuillère à soupe de persil frais haché.

INSTRUCTIONS:

* Passez les bouquets de chou-fleur au robot culinaire pendant 25 à 30 secondes jusqu'à ce qu'ils aient la consistance du riz. Mettre de côté.
* Dans une grande poêle, ajouter de l'huile d'olive à feu moyen.
* Ajouter les oignons et le céleri et faire cuire jusqu'à ce qu'ils soient tendres, environ 5 minutes.
* Ajouter l'ail et faire cuire pendant 30 secondes.
* Ajouter les champignons et les faire sauter jusqu'à ce qu'ils soient bien cuits.
* Ajouter le riz de chou-fleur, le bouillon de légumes et la sauce soja. Laisser le riz de chou-fleur absorber le bouillon de légumes. Faire cuire jusqu'à ce qu'il soit tendre, mais pas en bouillie.
* Ajouter les épinards et cuire pendant 2 minutes. Assaisonnez avec du sel et du poivre selon votre goût.
* Garnir de persil frais haché avant de servir. Savourer !

NUTRITION:

Calories: 125 , Matières grasses: 7,3 g , Gras saturés: 1 g , Sodium: 300mg , Glucides: 9,8 g , Fibre: 4.2g , Sucre: 4.4g , Protéines: 4,6 g

Temps de préparation: 05 min **Temps de cuisson:** 20 min

DESCRIPTION:

Lorsque l'hiver arrive et que vous ne pouvez pas quitter la maison sans passer 15 minutes à vous emmitoufler, peu de choses sont plus appétissantes qu'une tasse de chocolat chaud et une soupe de légumes réconfortante. Nous avons tout ce dont vous avez besoin pour cette dernière. Cette soupe aux légumes est compatible avec le régime céto et réchauffera le cœur de n'importe qui. La recette de Brook Lark présente les légumes les moins riches en glucides dans une soupe simple, mais loin d'être ennuyeuse.

INGRÉDIENTS

- 2 c. À soupe d'huile de noix de coco
- 4 gousses d' ail hachées
- 1 oignon pourpre moyen , pelé et coupé en dés
- 6 carottes moyennes en arc-en-ciel, pelées et coupées en dés
- 12 tasses d' eau
- 1 tête romanesco, fleurons coupés
- 1 tête de chou-fleur mauve, fleurons coupés en morceaux
- 3 petites courgettes, tranchées et coupées en deux
- 3 c. À soupe de meilleur que le bouillon, légumes bio
- 120g de miso blanc moelleux
- 150g bébés épinards
- Aneth frais
- Persil frais
- Sel et poivre au goût

INSTRUCTIONS:

1. Dans une grande casserole, faites fondre l'huile de coco à feu moyen-vif. Ajouter l'ail et l'oignon. Cuire jusqu'à ramollissement, environ 3-5 minutes.
2. Ajouter les carottes et l'eau. Couvrir et porter à ébullition. Cuire jusqu'à ce que les carottes soient tendres, environ 12-15 minutes.
3. Ajouter le romanesco et le chou-fleur. Couvrir et cuire à nouveau jusqu'à tendreté, environ 7 minutes.
4. Incorporer le boullion, le miso et les épinards. Bien mélanger jusqu'à ce que le miso se dissolve.
5. Retirer du feu. Incorporer l'aneth et le persil. Sel et poivre au goût. Prendre plaisir!

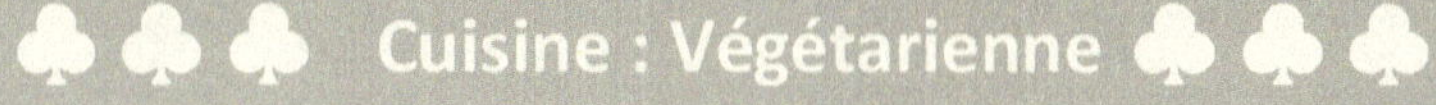

Temps de préparation: 10 min **Temps de cuisson:** 10 min

DESCRIPTION: Bien sûr, cette sélection de recettes keto végétaliennes ne serait pas complète sans un plat de salade. Mais la recette de taboulé sans gluten de Jo, tirée de Modern Food Stories, n'a rien de commun. Pas même son riz cétogène, qui n'est pas fait de chou-fleur, mais plutôt de brocoli. Cette version crémeuse, riche en matières grasses et faible en glucides du classique méditerranéen est non seulement remplie de délicieuses saveurs, mais aussi d'éléments nutritifs. Ce repas frais et coloré est parfait pour une journée d'été ensoleillée.

INGRÉDIENTS

- 2 cuillères à soupe d'huile de noix de coco.
- 4 gousses d'ail, hachées.
- 1 oignon violet moyen, pelé et coupé en dés.
- 6 carottes arc-en-ciel moyennes, épluchées et coupées en dés.
- 130 ml d'eau
- 1 tête de romanesco, les fleurons coupés.
- 1 tête de chou-fleur violet, fleurons coupés en morceaux.
- 3 petites courgettes, tranchées et coupées en deux.
- 3 cuillères à soupe de légumes biologiques meilleurs que nature.
- 120g de miso blanc doux
- 150g de bébés épinards
- Aneth frais

- Persil frais
- Sel et poivre au goût

PANSEMENT

- 75ml d'huile d'olive extra vierge
- 1 cuillère à soupe d' aminos à la noix de coco
- Jus de 1/2 citron vert
- Pincée de sel et de poivre

INSTRUCTIONS:

1. Préchauffez le four à 180 C avec le ventilateur en marche. (200C, 400F)
2. Placez les poivrons, carottes et courgettes hachés sur une plaque de cuisson et mélangez-les avec 1 cuillère à soupe d'huile d'olive et une pincée de sel. Faire rôtir pendant 35 à 40 minutes jusqu'à ce qu'ils soient tendres.
3. Mettez les bouquets de brocoli dans un robot culinaire. À l'aide de la lame S, mixez-les jusqu'à ce qu'ils ressemblent à une consistance de riz.
4. Placez le riz au brocoli dans un bol et faites-le cuire au micro-ondes pendant 4 minutes. Laissez refroidir légèrement. Transférer dans une mousseline ou un torchon fin et essorer l'excès d'eau. (Cela rend le riz plus moelleux). Vous pouvez le déguster cru si vous le préférez.
5. Placez les graines et les pignons de pin sur une plaque à pâtisserie. Faites-les griller pendant 5 minutes jusqu'à ce qu'ils soient dorés.
6. Combiner les ingrédients de la vinaigrette dans un petit bol.

7. 7. À l'aide d'une fourchette, remuer le riz au brocoli et combiner les légumes rôtis, les olives, les tomates séchées au soleil, les graines, les herbes et la vinaigrette.

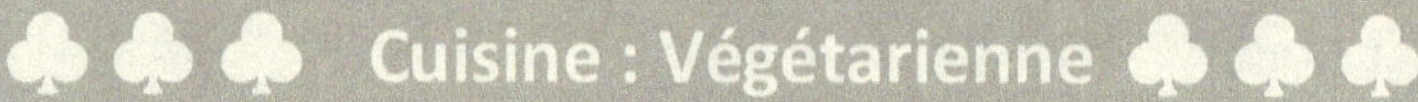

Recette 30 : Pizza à base de farine de noix de coco

Temps de préparation: 10 min **Temps de cuisson:** 10 min

DESCRIPTION:

Regardons les choses en face. À un moment ou à un autre, vous allez avoir une envie folle de pizza. Oui, il existe de nombreuses recettes de croûte de pizza au chou-fleur à faible teneur en glucides, mais la plupart d'entre elles contiennent des œufs et du fromage. Pas celle-ci. Cette fabuleuse recette à la farine de noix de coco est la réponse à vos besoins en matière de pizza végétalienne. La recette de la croûte de Carine de Sweet as Honey est la base parfaite pour toutes les garnitures riches en graisses et pauvres en glucides que vous souhaitez. Oubliez donc l'ananas. L'ananas est plein de sucre et n'a pas sa place sur une pizza.

La pâte à pizza à la farine de noix de coco ou à faible teneur en glucides est une recette de base de pizza croustillante et facile à réaliser, à base de farine de noix de coco et d'enveloppe de psyllium, sans fromage et 100 % sans produits laitiers.

INGRÉDIENTS

250g de farine de noix de coco

- 2 cuillères à soupe d'enveloppe de psyllium moulue (9g).
- 1/4 de cuillère à café de sel
- 1 cuillère à soupe d'huile d'olive extra vierge (15ml).
- 250g d'eau chaude - pas bouillante, pensez à la température du bain (240 ml).

- Préchauffer le four à 220 ° C (430 ° F).

FAIRE LA PÂTE À PIZZA À LA FARINE DE NOIX DE COCO

- Dans un grand bol, ajouter la farine de noix de coco, l'enveloppe de psyllium, le sel, l'huile d'olive et l'eau tiède.
- Mélangez d'abord avec une spatule ou une cuillère en bois, puis utilisez votre main et pétrir la pâte pendant 1 minute. La pâte sera très humide au début et se desséchera au fur et à mesure et c'est ce que vous voulez. Rassemblez les morceaux de pâte et formez une boule. S'il est trop sec, ajoutez simplement un peu plus d'eau, 1 cuillère à soupe à la fois jusqu'à ce que la pâte tienne bien.
- Laisser dans le bol à température ambiante pendant 10 minutes. Cela donnera du temps aux fibres de la farine et de la coque de psyllium pour absorber l'humidité supplémentaire.

ROULER LA PÂTE

- La boule de pâte est maintenant ferme, élastique et prête à rouler.
- Huilez légèrement une feuille de papier sulfurisé avec de l'huile d'olive (ceci évitera que la base de la pizza colle au papier pendant la cuisson).
- Placez la boule de pâte au centre de cette feuille. Placez un autre morceau de papier sulfurisé sur le dessus de la balle, appuyez avec votre main pour aplatir la balle et commencez à rouler avec votre rouleau à pâtisserie

jusqu'à ce qu'il atteigne l'épaisseur souhaitée. Plus la pizza sera fine et croustillante!

- N'oubliez pas qu'il est essentiel de faire rouler la pâte entre des feuilles de papier sulfurisé, sinon la pâte collera à votre rouleau à pâtisserie.
- Décollez la feuille de papier parchemin supérieure. Utilisez un couteau pour découper un joli cercle de pizza ou conservez la forme que vous souhaitez. Si vous coupez le vôtre en cercle, réutilisez la pâte de la bordure pour enrouler une autre base de pizza.

PRÉ-CUIRE LA CROÛTE DE PIZZA À LA FARINE DE NOIX DE COCO

- Votre fond de pizza est maintenant prêt à être précuit (conservez la croûte de votre pizza sur le papier parchemin pour la faire cuire!). Tirez la feuille de papier parchemin avec la base de la pizza dessus sur une plaque à pâtisserie et préchauffez la croûte pendant 12-15 minutes.

GARNISSEZ VOTRE BASE DE PIZZA

- Sortez du four, étalez la sauce tomate, les jeunes pousses d'épinard, la mozzarella et les olives râpées ou utilisez les garnitures de votre choix.
- Remettre au four pendant 5 à 8 minutes ou jusqu'à ce que votre fromage soit fondu et grillé. Vous pouvez également mettre le four en mode gril pendant 1 à 2 minutes à la fin du processus de cuisson pour encore mieux griller le fromage.
- Sers immédiatement.

Les Conseils

- ➤ **Congélation:** vous pouvez pré-cuire votre croûte et les congeler pour la prochaine fois. Je recommande de les congeler dans une pellicule plastique, puis dans du papier d'aluminium pour éviter toute humidité. Ne pas congeler la pâte crue.
- ➤ **Conservation:** vous pouvez conserver la pâte à pizza crue au réfrigérateur jusqu'à 24 heures, dans une pellicule de plastique ou dans un récipient hermétique.
- ➤ **Garnitures:** toutes les garnitures fonctionnent bien avec cette base de pizza. N'hésitez pas à utiliser n'importe quelle sauce blanche à base blanche ou sans sucre, si vous le souhaitez.
- ➤ **Portion**: le tableau ci-dessous indique une tranche de croûte de pizza à la farine de noix de coco sans garniture. Cette croûte de pizza fait 6 tranches d'une croûte de pizza de 10 pouces.

NUTRITION:

CALORIES 86 CALORIES DE GRAISSE 34   GRAISSE 3.8g
GLUCIDES 10.3g FIBRE 6.3 G 2 SUCRE 3G PROTÉINE 3g

 Cuisine : Végétarienne 

Conclusion

Le régime cétogène végétarien est l'un des régimes les plus durables pour l'environnement, la santé des animaux et votre santé.

Veillez simplement à limiter vos glucides à moins de 30 à 20 grammes par jour et à consommer beaucoup de graisses et de protéines.

Pour obtenir de meilleurs résultats, vous devez vous en tenir à ces aliments végétariens et favorables au céto :

- " Viande " végétalienne : tempeh, tofu, seitan et autres " viandes " végétaliennes riches en protéines et pauvres en glucides.

- Les légumes à feuilles : les épinards, le chou frisé, etc.

- Faire pousser des légumes sur le sol : brocolis, choux-fleurs, courgettes, etc.

- Les produits laitiers gras et les œufs : fromage à pâte dure, crème fouettée, beurre, œufs, etc.

- Les alternatives au lait : yaourt à la noix de coco non sucré, crème de noix de coco, fromage végétalien, etc.

- Noix et graines : pistaches, amandes, graines de tournesol, graines de citrouille, etc.

- Avocat et baies : framboises, mûres et autres baies à faible influence glycémique.

- Édulcorants : stévia, érythritol, monks et autres édulcorants à faible teneur en glucides.

- Les graisses végétales : huile de coco, huile d'olive, huile de titane, huile d'avocat, etc.

Si vous suivez notre plan en 5 étapes, que vous consommez de bonnes sources de protéines végétariennes et beaucoup de légumes à très faible teneur en glucides, vous obtiendrez tous les avantages d'un régime cétogène végétarien, de la combustion plus rapide des graisses à la perte de poids et à une meilleure santé.